新面部密码
肉毒毒素全方位注射攻略
Botulinum Toxin *for* Facial Harmony

主编 （巴西）阿尔塔米罗·弗拉维乌斯
（Altamiro Flávio）

主译 姜海燕 张旭东 骆 叶

北方联合出版传媒（集团）股份有限公司
辽宁科学技术出版社
沈 阳

This is a translation edition of Botulinum Toxin for Facial Harmony

Author: Altamiro Flávio

Original English edition published by Quintessence Publishing Co., Inc in 2018

© 2018 Quintessence Publishing Co., Inc.

©2021，辽宁科学技术出版社。

著作权合同登记号：第06-2019-34号。

图书在版编目（CIP）数据

新面部密码：肉毒毒素全方位注射攻略/（巴西）阿尔塔
米罗·弗拉维乌斯主编；姜海燕，张旭东，骆叶主译. —沈
阳：辽宁科学技术出版社，2021.6（2024.7重印）

ISBN 978-7-5591-1812-7

Ⅰ. ①新… Ⅱ. ①阿… ②姜… ③张… ④骆… Ⅲ. ①肉
毒毒素—注射 Ⅳ. ①R996.1

中国版本图书馆CIP数据核字（2020）第200303号

出版发行：辽宁科学技术出版社
　　　　　（地址：沈阳市和平区十一纬路25号　邮编：110003）

印　刷　者：辽宁鼎籍数码科技有限公司

经　销　者：各地新华书店

幅面尺寸：210mm×285mm

印　　张：10

插　　页：4

字　　数：300千字

出版时间：2021年6月第1版

印刷时间：2024年7月第3次印刷

责任编辑：陈　刚　凌　敏

封面设计：袁　舒

版式设计：袁　舒

责任校对：栗　勇

书　　号：ISBN 978-7-5591-1812-7

定　　价：298.00元

联系电话：024-23284363
邮购热线：024-23284502
E-mail：lingmin19@163.com
http：//www.lnkj.com.cn

这本书是献给我父母的，他们在生活中和爱情中都是我的榜样，指引着我的生活和教子之道。我很想能够向你们展示这本书。致敬我的兄弟安东尼奥·尤金尼奥·帕切科（Antônio Eugênio Pacheco），他是一位自然爱好者和克服生活困难的大师。致敬我的妹妹玛丽亚·奥林匹亚·帕切科（Marya Olimpia Pacheco），她在力量和温柔之间找到了平衡点，她是我见过的最有原则的人。致敬我挚爱的妻子克劳迪娅·比塔尔（Cláudia Bittar），她的辛勤工作和奉献精神使我们的家庭成员团结在一起。致敬我心爱的孩子们：我最好的朋友加布里埃尔·帕切科（Gabriel Pacheco）和我的女儿安娜·索菲亚·帕切科（Ana Sofia Pacheco），感谢他们带给我的快乐，他们是我人生幸福的转折点。

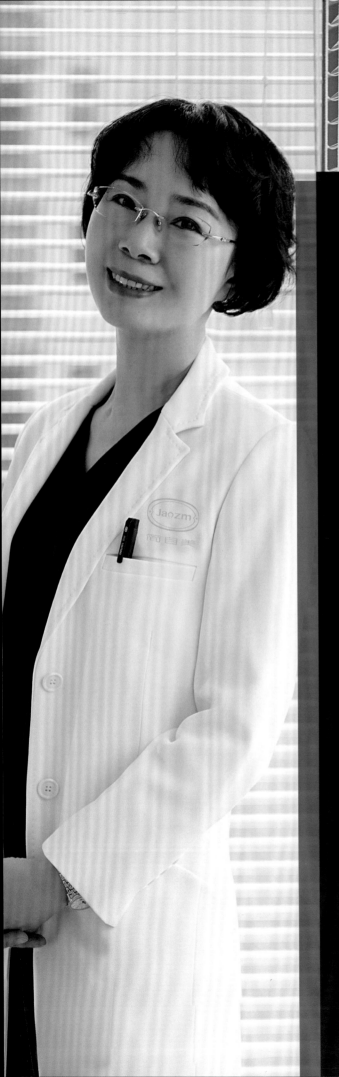

译者 序

姜海燕

肉毒毒素在中国的应用已经有10多年了，求美者对肉毒毒素的认知已经不仅仅是"瘦脸针""除皱针"，肉毒毒素的"十八般武艺"已经越来越受到大家的肯定和追逐。

随着医美医生技术的提高，医生们对肉毒毒素注射的深入研究也越来越细致。在美学评估、注射方式、精细技术，包括沟通和术后回访上，都有了越来越高的要求。

目前专业医美微整形书籍在市场上不缺泛泛而谈、大而全的书籍，但缺少深入研究、小而专的书籍。本书专注于肉毒毒素对面部表情细纹的高难度调节，从面部美学分析、照片拍摄技巧、肌肉解剖、注射要点分析、玻尿酸与肉毒毒素联合应用，到术前术后效果对比，由浅入深，事无巨细地解释得清晰详尽，可以说是和高阶微整形医生的价值观高度契合的。

本书摒弃了大而空的空泛阐述，而是着眼于症状与需求，给出切实可行且性价比合理的解决方案。比如，放松时和微笑时牙齿暴露不符合美学标准的状态，该如何联合肉毒毒素、填充物和放置复合树脂单板，综合达到临床疗效，促进唇部闭合，有利于鼻呼吸。比如，患者齿颊间隙和口角不对称，如何注射肉毒毒素进行治疗。再比如，表情肌亢进，说话时自发性不对称，当一个或多个肌肉活动亢进时可导致出现不对称表现，肉毒毒素如何帮助改善？

基于实用性的原则。本书配有大量的、精美清晰的肌肉解剖图，可以有效地帮助没有解剖新鲜尸头机会的广大医生朋友们了解解剖。

本书中我本人反复研读多次的章节是第四章的大量临床案例分析，这是最有价值的一部分，反复多次阅读，每次都会有新的收获和心得。特别推荐给广大同道。

此书定会为肉毒毒素的临床深入治疗提供巨大的帮助。

主　译

姜海燕　张旭东　骆　叶

副主译

孙　燚　丁寅佳　司婷婷

参　译

陈淑君　张荷叶　周　珺

邢臣径　洪恺志　洪旭东

戴　霞　陈爱芬　金　剑

沈盛县　董　娜　范　浩

吴近芳　张蔚思　刘务朝

孙华凤　叶　晔　费杨虹虹

张　策　来方远　廖孟南

目 录

前言一　viii

前言二　ix

序言　x

第一章　　肉毒毒素应用的基本原则　1

第二章　　面部美学分析及影像资料留存　23

第三章　　肌肉解剖及注射技术　57

第四章　　临床案例　109

补充内容

可以扫描左侧的二维码获得补充的文档、PPT、视频内容的链接，供专业人员使用，以促进更好地进行治疗规划和患者管理。扫描这里的二维码，关注后，输入rdds可获取补充信息。补充内容为QUINTESSENCE公司提供的英文资料，视频观看时可能存在卡顿现象，因授权原因，本公司无法翻译及制作补充内容，如出现补充内容无法观看的情况，本公司均不负任何责任。

美学应被视为整个整形科和牙科的一部分，而不仅仅是一个专业。

无论我们的专业知识如何丰富，牙科领域的共同目标始终是整合、保留或重建功能，生物学、结构和美学。因此，没有美学就没有牙科，没有牙科就没有面部美学。正如著名的整形外科医生Ivo Pitanguy所说："进行整容手术前，我们首先应该考虑微笑。"微笑是我们自己的明信片，是人类特有的共通表达方式。因此，美学是表达自尊、自信、幸福和快乐的一种手段且具有至关重要的作用。

为了能够产生美感的笑容，我们首先应该了解人脸本身。所有从事笑容康复工作的专业人员都应该是面部美学的专家。我们注意到牙医缺乏面部知识以及整形外科医生缺乏微笑的知识。这种缺乏不应该存在。这两个领域的融合将通过改变人们的面部表情来影响人们生活的方式。

想要有更自信的笑容，患者应进行全面的口腔分析，包括牙齿矫正、正畸、骨科、全修复、头部测量、牙龈美学、气道、咬合、口周手术、皮肤病学和整形手术程序。比起制定美学上完美的项目，更重要的是能满足患者的形态心理学需求。

成为整形和牙科专家不仅仅要涉及数学，还需要通过对面部解剖学和临床实践的详细研究来产生可预测的结果，这更是一门艺术。这解释了我为什么成为Altamiro的粉丝，Altamiro是口腔面部美学的先驱和艺术家。在我看来，作者在组织和表达自己的想法方面的熟练和他丰富的临床经验、已取得的出色成果以及用于收集所有知识的教育方法，将使这本书成为该领域重要的参考资料。毫无疑问，这本书将为所有希望超越自己的医生提供帮助。我很荣幸向读者推荐这本书。

祝读者们阅读愉快，万事如意。

Christian Coachman, dds, cdt

Founder of Digital Smile Design

我们这一代人所面临的挑战是在尽可能长的时间内看起来年轻。

肉毒毒素（BTX）可用于治疗许多疾病。整形科及牙科临床医生是头部和颈部区域的专家，对面部肌肉的解剖结构和生理学有深刻的理解。肉毒毒素已与透明质酸一起用于治疗面部不对称、颞下颌关节功能紊乱以及面部疼痛、磨牙症和牙关闭合以及与年龄相关的问题或其他美学问题。肉毒毒素的临床应用可以帮助控制异常口腔习惯，改善面部美学并彻底改变患者的生活质量。

我很高兴向读者推荐我的导师Altamiro Flávio博士写的这本书。本书内容包括肉毒毒素应用的基本概念和在各种临床情况下使用肉毒毒素的具体方法。本书是面向学生、临床医生和研究人员的实用入门和参考指南。作者收集了关于肉毒毒素的必要知识、临床基础知识、科学证据，以及操作技能与指南。

希望您喜欢这本书，并能在您为患者注射肉毒毒素的应用中取得成功。

Paulo V. Soares, dds, ms, phd

School of Dentistry

Federal University of Uberlandia, Brazil

在我25年的教学生涯中，有时我自己会重读旧书，我发现我们唯一保留的知识就是在我们的日常操作中使用的知识。这本书就是基于这个概念产生的。书中提供的所有信息具有临床适用性。当你50岁的时候，会很自然地开始评估生活中真正有价值的东西。我的目标是写一本客观的书，能够有效地指导那些想要为患者提供肉毒毒素不同治疗作用的专业人士。甚至在考虑治疗患者之前，作为专业人士，我们必须专注于不造成任何伤害，所以我选择阐述最精妙操作的禁忌证和风险。科学有几种理论，有些可行，有些则不可行。这一事实一直使科学著作的读者感到困惑。因此，我谨慎地通过大量的临床案例来证明书中的一些内容，仔细地校对，客观地描述。

我的学生经常抱怨肉毒毒素治疗的作用只能持续5个月。当他们这样抱怨的时候，我让他们说出一种作用与肉毒毒素相当的抗生素、麻醉剂、抗抑郁药。事实上，作用持续时间是肉毒毒素的最大优势之一。在我看来，这些抱怨是对这种毒素益处的承认，也是一种潜意识里希望这种效果能持续更长时间的渴望。

另一些学生问自己，为什么上帝在他无限的完美中不允许所有的人都是美丽的。我假定，这也许是有意为之，这样我们作为人类就可以发展不顾他人外表而去爱他们的能力。尽管如此，努力学习为患者提供健康和美仍是专业人员的责任。当我在日常练习中看到治疗的最终结果时，我很兴奋。这种职业成就是一种巨大的回报。我的患者很少会在没有足够的安全感的情况下接受美容手术。虽然他们知道衰老是生活中自然的一部分，但他们不希望自己的脸发生变化，所以这些美容方法可以让他们的外观保持更长时间的年轻状态。

致谢

我要感谢Paulo Vinícius Soares博士，感谢他的建议和鼓励我写这本书。能得到这位伟大专业人士的信任是一种荣誉。我很感激，也很尊敬Bill Hartman、Leah Huffman、Bryn Grisham、Sue Robinson、Sue Zubek和整个Quintessence团队参与这本书的编写。他们的工作令我惊讶。特别感谢Rubelisa Candido Gomes de Oliveira，感谢您协助我们统一这本书的编写格式，非常感谢您的团队。我亲爱的Denise Riley，感谢你花了数不清的时间为我的书找到合适的术语。你对我就像姐姐一样。我要感谢我的秘书Carina Morais，感谢她的完美主义和无私的友谊。我也要感谢我在迈阿密解剖研究中心的朋友们——Allan Weinstein、Eduardo Sadao、Heloise Peixoto、Justin Fraioli、Jorge Carrasc和Maylin Perez Carrasco——感谢他们努力跟上我们的课程，帮助我们培养了这么多专业人士。我要感谢我的第一位支持者Francisco Leite Pinto博士，还有我的朋友Newton Fahl Jr博士，是他教会了我拥有知识的意义。"致我的朋友Fernando Saad博士，谢谢你给我的真正的友谊。"Francisco Célio Dantas博士，非常感谢你多年来作为我们的合作伙伴给予我们的信任和支持。Maria Geovania Ferreira博士，即使合作了20年，你的能力仍然让我惊讶。亲爱的解剖学家Marcia Viotti和Rogerio Zambonato，你们熟练的解剖术让我所有的学生都惊呆了。恭喜你!

谢谢你——Alberto Van Lima，这么多年来花了那么多的夜晚努力工作来制作如此美丽的图像。我也要感谢Luis Fernando Naldi教授，感谢他与我们讨论了面部美容的课题。

我感谢Paula Cardoso和Rafael Decurcio的支持。我要衷心感谢Rafael Araújo Camara的支持。

同时也感谢SBOE和SBTI的同事们，感谢你们教给我的知识。我非常尊重这两个协会。我尊敬和感谢那些无私地把宝贵的身体献给科学的人们。

我亲爱的患者们，我非常感谢你们允许我在这本书中使用你们的照片和临床病史来提高这么多专业人员的知识。我还要感谢我一生中遇到的许多老师，他们十分重要。我将永远铭记你们的教诲。

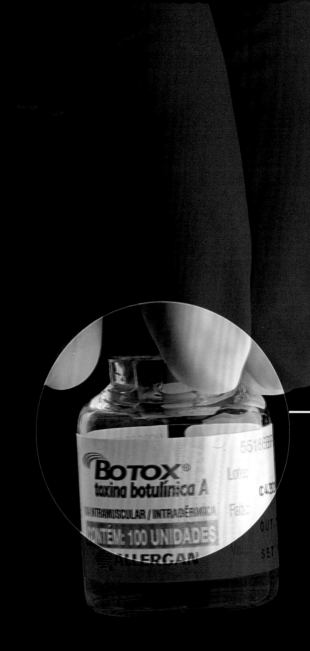

第一章

肉毒毒素应用的
基本原则

表1-1　肉毒毒素的血清型

A、B、C1、C2、D、E、F、G、H、I
A型和B型在临床上有不同用途
C型、E型和F型仅用于实验研究

表1-2　A型肉毒毒素和B型肉毒毒素的特征

A型	B型
适应证广泛	短效
在不同国家广泛应用	可用于临床治疗
文献报道翔实	注射时疼痛明显
上市产品有 Botox（onabotulinumtoxinA, Allergan）、Dysport（abobotulinumtoxinA, Ipsen）和Xeomin（incobotulinumtoxinA, Merz）	上市产品有Myobloc（rimabotulinumtoxinB, Solstice Neurosciences）和NeuroBloc（FDA尚未批准，Eisai）

QD1.1

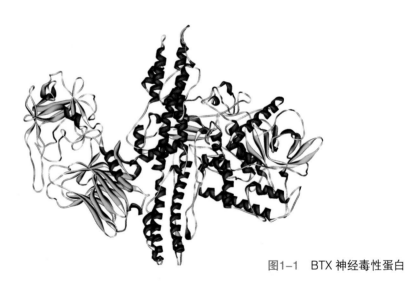

图1-1　BTX 神经毒性蛋白

　　肉毒毒素（Botulinum toxin, BTX）是一种可以在实验室内以稳定的晶体形态生产出来的生物制剂，其工艺是在人白蛋白中冷冻干燥，并保存于无菌的、真空干燥的小瓶中，使用时加入生理盐水复溶。肉毒毒素由肉毒梭菌产生。肉毒梭菌是一种革兰阳性厌氧菌，可产生几种不同血清型的肉毒毒素（表1-1）。就其美容治疗而言，A型肉毒毒素（BTX-A）是唯一一种具有重要临床生物活性的物质，因此是被研究和使用最广泛的肉毒毒素血清型。B型肉毒毒素（BTX-B）也已经上市，用于治疗颈部肌张力障碍及对A型肉毒毒素治疗抵抗的患者，尽管相比于A型肉毒毒素，其起效快，但存在注射时疼痛发生率高、效果持续时间短的问题（表1-2）。

　　肉毒毒素是一种由肽键连接的氨基酸（多肽链）所构成的有机大分子物质，其生化结构是由1条50kDa的轻链和1条100kDa的重链组成的（图1-1），通过蛋白酶敏感的二硫键连接形成1个150kDa的蛋白。

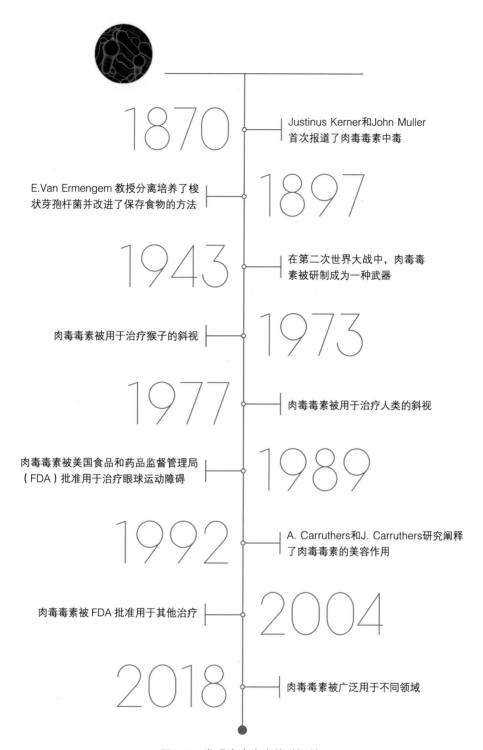

1870 —— Justinus Kerner和John Muller
首次报道了肉毒毒素中毒

E.Van Ermengem 教授分离培养了梭
状芽孢杆菌并改进了保存食物的方法 —— 1897

1943

肉毒毒素被用于治疗猴子的斜视 —— 1973

在第二次世界大战中，肉毒毒
素被研制成为一种武器

1977 —— 肉毒毒素被用于治疗人类的斜视

肉毒毒素被美国食品和药品监督管理局
（FDA）批准用于治疗眼球运动障碍 —— 1989

1992 —— A. Carruthers和J. Carruthers研究阐释
了肉毒毒素的美容作用

肉毒毒素被 FDA 批准用于其他治疗 —— 2004

2018 —— 肉毒毒素被广泛用于不同领域

图1-2 发现肉毒毒素的时间轴

肉毒毒素被大分子的非毒性蛋白和血凝素包围保护，形成的多聚体复合物的分子量大小从700kDa（如B型肉毒毒素）至900kDa（如A型肉毒毒素）不等，也可以由此得出肉毒毒素周围保护分子的大小。

图1-2介绍了肉毒毒素的发现及发展历史。

QD1.2

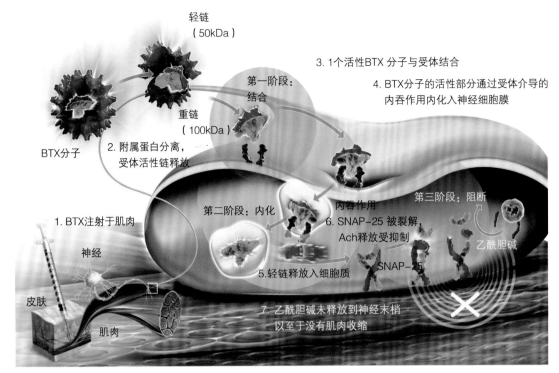

轻链
（50kDa）

3. 1个活性BTX 分子与受体结合

第一阶段：
结合

4. BTX分子的活性部分通过受体介导的
内吞作用内化入神经细胞膜

重链
（100kDa）

BTX分子

2. 附属蛋白分离，
受体活性链释放

内吞作用

第三阶段：阻断

第二阶段：内化

6. SNAP–25 被裂解，
Ach释放受抑制

1. BTX注射于肌肉

神经

乙酰胆碱

5.轻链释放入细胞质

SNAP–25

皮肤

肌肉

7. 乙酰胆碱未释放到神经末梢
以至于没有肌肉收缩

图1-3　肉毒毒素的作用机制

肉毒毒素的作用机制

　　A型肉毒毒素需要被注射于肌肉内经弥散和扩散到胆碱能神经末梢才能开始发挥作用。其核心作用是使负责神经递质乙酰胆碱释放的突触融合蛋白SNAP–25（Synaptosomal–associated Protein25）失效，从而抑制了接受肉毒毒素注射的肌肉的收缩，详情见图1-3。

　　第一阶段：结合。肉毒毒素一经注射，进入肌肉后在蛋白酶的作用下从附属的保护蛋白中分离，与神经肌肉接头表面高亲和力的受体不可逆地结合在一起。

　　第二阶段：内化。BTX与神经元细胞膜表面受体结合后，在重链的作用下神经元细胞膜内陷，进而以囊泡的形式包裹BTX的两条肽链进入细胞内。这一过程耗时约20分钟并被称为受体介导的内吞作用。

　　蛋白酶分解BTX二硫键后，轻链与重链分离，之后在酸化的条件下轻链从囊泡中释放入神经元细胞质中。在细胞质中游离的BTX轻链起到金属蛋白酶的活性作用，靶向结合于SNARE复合物，该复合物为可溶性N–乙基马来酰亚胺敏感因子附着的受体，由3种蛋白（突触小体相关蛋白SNAP–25、突触小泡蛋白VAMP和突触融合蛋白Ia）构成，可结合和耦联乙酰胆碱囊泡，从而调节乙酰胆碱囊泡的胞吐作用。

　　第三阶段：阻断（蛋白裂解）。A型肉毒毒素轻链在酸性环境下通过锌依赖性内肽酶剪切SNAP–25分子（B型、D型、F型肉毒毒素剪切的是突触小泡蛋白VAMP；C型肉毒毒素剪切的是突触融合蛋白Ia），这一剪切效应抑制了神经递质乙酰胆碱的释放。

　　肉毒毒素通过抑制乙酰胆碱从突触囊泡的释放来实现肌肉和腺体的去神经化，这一过程被称为化学去神经化，为A型肉毒毒素所特有，并且被广泛运用于临床，包括调节肌肉收缩（临床观察发现这一效应可维持3～4个月），也可用于治疗多汗症（效果维持达12个月）、唾液分泌过多（效果维持达6个月）。

表1-3　肉毒毒素的起效和持续时间

起效时间：6小时
临床见效时间：24～72小时
临床疗效趋于稳定时间：长达 14 天
作用肌肉维持时间：2周至6个月
作用唾液腺维持时间：长达6个月
治疗多汗症维持时间：长达12个月

肉毒毒素的作用

注射肉毒毒素6小时后即可观察到注射部位出现生理反应，24～72小时内可达到临床起效。尽管注射肉毒毒素24小时后即可出现肌肉麻痹，但是肌肉麻痹作用的峰值在注射14天之后。由于剂量和注射后宣教会造成注射后的个体差异，肉毒毒素的作用持续时间为2周至6个月不等（表1-3）。

肉毒毒素注射后的效应在上述的时间范围内是不可逆转的，但过了时限最终可逆转。下面是两种肉毒毒素作用逆转的假说：

1. 肌肉的神经轴突芽生，形成新的神经肌肉接头。

2. 原来被肉毒毒素抑制的神经肌肉接头修复再生。

肉毒毒素的作用逆转后，新的SNARE复合物形成，从而防止肉毒毒素对患者产生其他影响。

肉毒毒素的阻滞作用持续时间从数周到数月不等，大大超过了神经毒素作用于靶目标的恢复时间，这表明其他细胞内的作用机制也参与了其阻滞作用的维持。此外，持续时间和阻断功效取决于所用肉毒毒素血清型的剂量和剂型。虽然尚不清楚作为该差异基础的不同细胞生化变化，但可以推测，许多因素可能参与其中：

• 细胞质内的轻链寿命。

• 目标SNARE蛋白的修复再生（突触小体相关蛋白SNAP-25、突触小泡蛋白VAMP和突触融合蛋白1）。

• SNARE的产生和/或释放有关的继发生物化学事件。

肉毒毒素的代谢途径尚未确切阐明，这可能是蛋白酶降解分子中的多肽链降解，进而引起蛋白水解造成的。

生物安全性

肉毒毒素的生物安全性基于其选择性地在外周胆碱能神经末梢抑制乙酰胆碱释放。肉毒毒素不能通过血脑屏障或抑制中枢神经系统层面的乙酰胆碱以及任何其他神经递质的释放，并且不与神经干细胞的神经纤维或突触后区域作用。

在肌肉内，注射后大约10小时，肉毒毒素数量就减少一半，注射后24小时内60%的肉毒毒素就通过尿液排出体外。

神经肌肉组织学

在学习使用肉毒毒素之前，回顾肌肉组织学是非常重要的（图1-4）。

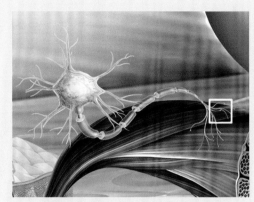

神经肌肉接头　由于其中含有大量的烟碱乙酰胆碱受体，肉毒毒素对功能亢进的肌肉的效应尤其明显

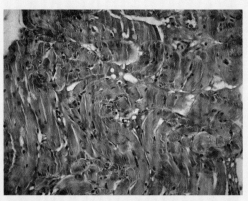

肌肉组织　由长而多核的专司收缩的细胞组成。其细胞质内含大量收缩蛋白丝，主要是肌动蛋白和肌球蛋白，是一种高度血管化和神经化的组织

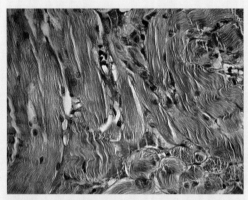

骨骼肌　代表人体大多数肌肉，通过肌腱附着在人体骨骼上，负责各种运动的执行，例如走路、跑步、持有或操纵物体

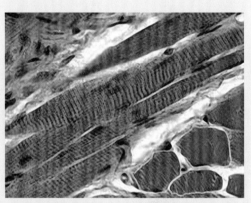

心肌　仅存于心脏，由许多长柱状的横纹细胞构成，这些细胞之间通过闰盘相互连接。通过闰盘，兴奋从一个细胞传递到另一个细胞，利于心肌纤维同步收缩

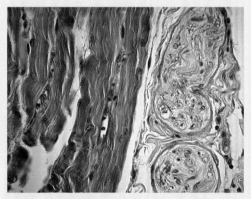

平滑肌　存在于肠道、膀胱、子宫等内脏器官，分别参与蠕动、排尿和分娩收缩等功能。平滑肌也存在于血管中，参与调解血压

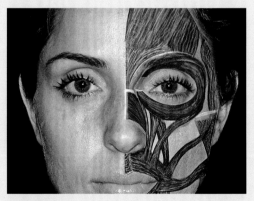

皮肤浅表肌肉　存在于皮肤下方，起或止于真皮层。主要分布于头部、颈部及手部（小鱼际区）
皮下深层肌肉　这些肌肉的起止点不附着于真皮深层，而是深达骨骼，主要存在于浅筋膜

图1-4　肌肉的组织学特性

表1-4　A型肉毒毒素的特点

特异性：A型肉毒毒素特异性地作用于神经肌肉接头的突触前膜部分

暂时的不可逆性：A型肉毒毒素对肌肉的作用仅持续3~4个月，3个月后就可观察到作用效果迅速减退，直至5~6个月完全消失

免疫原性：注射的间隔少于3个月可能会引起"疫苗效应"，即患者对A型肉毒毒素不再有反应，因此注射间隔需多于4个月

弥散度：弥散度决定了注射部位周围肉毒毒素分布的数量，弥散度越小，注射精确度越高

A型肉毒毒素的特点

简单而言，A型肉毒毒素是通过降低肌肉的动作电位来发挥作用的，它在突触间隙中的存在减少了神经递质乙酰胆碱的释放。与物理切割神经导致的肌力减退不同，A型肉毒毒素是通过化学的方式来减弱肌肉力量的，这是相对简单，且是暂时性的。基于此，A型肉毒毒素具有以下特点（表1-4）：

特异性

A型肉毒毒素仅影响注射点位的肌肉张力和收缩力，而且不影响其他任何感官，因此患者注射后仍将保持触觉、听觉、嗅觉、视觉和味觉。所以如果患者注射后出现肌肉张力降低以外的其他症状，则是与A型肉毒毒素治疗无关的症状，应考虑为不良事件。这一特异性在专业人员给患者进行A型肉毒毒素治疗提供了安全性保障和可预测性。

暂时的不可逆性

A型肉毒毒素的作用需要在神经末梢的囊泡活力恢复后才可以逆转。例如在前额区域注射的A型肉毒毒素意外扩散至上睑提肌导致上睑下垂，需要清楚此时上睑下垂的情况是暂时不可逆转的，并且目前尚没有证据表明激光疗法、α-肾上腺素滴眼液或者电刺激疗法能够逆转A型肉毒毒素的效应。

免疫原性

在制药厂生产BTX的过程中，肉毒毒素的纯化工艺至关重要，纯化是在酸性环境中进行几次沉淀去除核糖核酸和其他污染物，以避免发生任何种类的不良反应并降低抗原性。

QD1.3

免疫原性是指蛋白质产物引发抗体形成的能力。与任何治疗性蛋白质一样，肉毒毒素对肌肉来说是异物，因此具有诱导免疫反应的潜力，尤其是在反复给药时。肉毒毒素的免疫原性可导致中和抗体的产生，可能导致再次注射治疗无效。

肉毒毒素的免疫原性受多种因素影响，包括与产品相关的影响因素，例如制造过程中抗原蛋白负荷和辅助蛋白的存在，以及与治疗相关的因素，例如总的肉毒毒素的剂量、加强注射以及先前的疫苗接种或暴露。

由于肉毒毒素的作用是暂时性的，因此在临床中必须定期注射以使疗效维持在预期水平，但是再次注射的间隔至少为4个月以上，以防止因抗体的产生而导致肉毒毒素时效的缩短甚至作用完全消除。所以，应该避免"补针"。在开始肉毒毒素治疗之前应该告知患者，一旦肉毒毒素开始起效，可能出现细微的不对称，并且这种不对称在没有接受过治疗的面部中也是存在的。专业人员应防止患者出现免疫原性，仅在必要的情况下才进行再次注射以纠正不对称性或重新调整效果。有两项研究发现，与没有产生耐药性的患者相比，对A型肉毒毒素（OnabotulinumtoxinA）产生继发性无反应的患者往往是频繁接受注射和/或加强注射的患者。

弥散度

肉毒毒素需要精确注射才能产生所需的临床效果。如果肉毒毒素弥散到邻近的肌肉中，可能会造成暂时性"毁容"或功能受损。在面部注射A型肉毒毒素时，要记住的重要一点是，由于面部表情肌肉缺乏筋膜，A型肉毒毒素易扩散。但诸如咀嚼肌之类的肌肉中由筋膜包裹隔离，因此肌肉的运动是相对独立的。同时，筋膜也使得炎症不易扩散，并有助于增强肌肉与骨骼之间的附着，当然也能够防止肉毒毒素的弥散。

表情肌附着在真皮层，其收缩产生了面部表情，由于缺乏筋膜，在注射肉毒毒素时弥散的概率增加。为了达到精准治疗的目的，了解不同肉毒毒素的弥散度是至关重要的一点。选择具有较高可预测性的产品也可以减少不良反应发生的可能性。选择合适的稀释度，或按照说明书来稀释也很重要，因为弥散范围也取决于要注入的肉毒毒素溶液体积。可以使用不同体积的生理盐水来稀释肉毒毒素，但是使用更大体积的生理盐水会增加肉毒毒素的弥散范围。

Aoki等提出，不同的弥散特性受蛋白质复合物的大小和药理特性影响，其中高分子量的A型肉毒毒素OnabotulinumtoxinA限制了其在组织中的分布，这合理地解释了A型肉毒毒素OnabotulinumtoxinA在副作用方面要优于A型肉毒毒素AbobotulinumtoxinA的原因。但是，最近的研究表明，事实并非如此。这些研究通过测量注射相同体积A型肉毒毒素OnabotulinumtoxinA和AbobotulinumtoxinA于患者的前额后产生的无汗区域的大小来比较弥散度。实验选取在1∶2.5、1∶3和1∶4的剂量比例下进行，93%的患者中AbobotulinumtoxinA的无汗面积更大。重要的是，人们目前认为，分子量和蛋白质复合物的大小不会影响肉毒毒素的生物学活性和药理性质，因为在稀释、干燥和复溶后，A型肉毒毒素会迅速与复合蛋白质（如果存在）解离。一项比较注射A型肉毒毒素IncobotulinumumxinA与A型肉毒毒素OnabotulinumtoxinA的研究显示，两者注射相同剂量后产生的无汗区域的大小没有差异。

这些研究还表明，Dysport（Ipsen）具有比Botox（Allergan）更大的弥散范围，而Xeomin（Merz）则与Botox（Allergan）的弥散范围相似。

Frevert评估了肉毒毒素商业配方的稳定性，发现需要用人血白蛋白（HSA）来稳定A型肉毒毒素产品，其中AbobotulinumtoxinA所需要的HSA含量最低。AbobotulinumtoxinA中含有低量HSA可以部分解释为什么AbobotulinumtoxinA中并非所有肉毒毒素都能被利用。

表1-5　用1mL生理盐水稀释100U的肉毒毒素

当用1mL生理盐水稀释100U的肉毒毒素（Botox或Xeomin）后，在目标肌肉中注射10U肉毒毒素时，可以使用简单的计算公式来计算要注射的体积：

给定：1.0mL=100U

问题：XmL=10U

答案：X=0.1mL

使用30U注射器时，在底部可以看到其最大容量为30U，最大体积为0.3mL。同样，可以使用简单的代数来计算该稀释液中代表0.1mL的单位数：

给定：0.3mL=30U

问题：0.1mL=XU

答案：X=10U

结论：当在目标肌肉中注射10U的肉毒毒素时，需用注射器注入10U的稀释液

表1-6　用2mL生理盐水稀释100U的肉毒毒素

将100U/瓶的肉毒毒素（Botox或Xeomin）用2mL的生理盐水稀释，在目标肌肉中注射10U肉毒毒素时，可以使用以下计算公式来计算要注射的体积：

给定：2.0mL=100U

问题：XmL=10U

答案：X=0.2mL

您可以使用相同的公式来计算此稀释液中代表0.2mL的量：

给定：0.3mL=30U

问题：0.2mL=XU

答案：X=20U

结论：在这种稀释方式中，当在目标肌肉中注射10U的肉毒毒素时，需要注射相当于1mL稀释液的2倍的注射量

A型肉毒毒素的稀释技巧

　　使用不含防腐剂的0.9%的氯化钠（生理盐水）溶液来溶解冻干（冷冻干燥）的肉毒毒素，因为防腐剂可能会改变溶液的pH值，并影响肉毒毒素的效力。当使用蒸馏水稀释时，注射过程的疼痛会很明显。合理的选择是使用1mL生理盐水稀释100U/瓶中包含的肉毒毒素，或0.01mL/U（表1-5）。但是，也有一些操作者使用2mL稀释100U的A型肉毒毒素。在这种情况下，1U肉毒毒素对应于0.02mL溶液，这意味着需要注入2倍的体积才能获得1U的肉毒毒素（表1-6），此剂量可能会导致肉毒毒素更容易弥散到其他非目标肌肉中，从而导致不良反应的发生。

　　半致死剂量（LD50）实验（根据腹膜内注射后杀死一半测试小鼠所需的药物剂量来衡量毒性）定义了该药物的最小作用剂量，即药物起效所需的最小量。

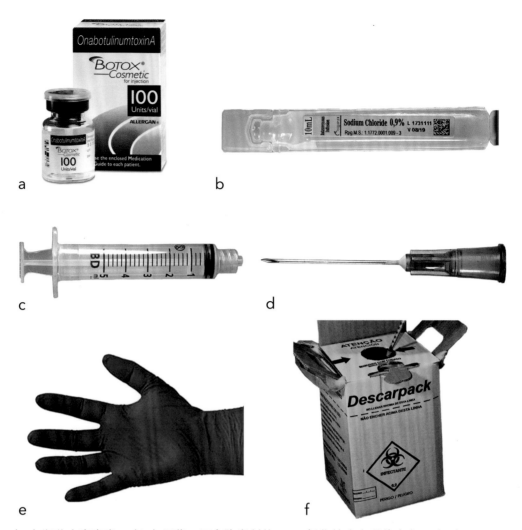

图1-5　（a）瓶装肉毒毒素。（b）无菌、不含防腐剂的0.9%氯化钠（生理盐水）。（c）Luer-Lok注射器（mL）。（d）22G针头。（e）无菌手套。（f）利器盒

　　所有类型肉毒毒素的剂量都以效力的单位——单位（U）来表示，而不是以体积的单位——毫升（mL）来表示。高稀释比将导致溶液效力降低，这意味着要获得一个或多个单位的BTX，将需要更大体积的注射液。另一方面，使用少量生理盐水溶液进行稀释将导致溶液更加浓缩和有效。鉴于此，操作者可以以较少的注射体积获得相同单位的肉毒毒素。同样重要的是，要考虑到注射体积越大，药物的弥散度、患者的不适程度以及注射后瘀青的概率都将有所提升。

　　图1-5显示了A型肉毒毒素稀释所需的物品，图1-6显示了稀释步骤，以下是对于此过程的一些基本建议：

1. 打开包装盒侧面推荐的开启位置，开启后不要丢弃盒子。

2. 从小瓶上取下塑料封条并丢弃。

3. 请勿手持加热药瓶，而是用手指拿取。

4. 将22G的针头安装于Luer-Lok注射器上，并抽出稀释所需的预订量的生理盐水。

5. 以45°角将22G针头（连接到注射器上）插入橡胶塞，直到针头的斜面接触到药瓶的玻璃。握住推杆，以防止从注射器中快速吸出生理盐水，导致混合物搅动。

6. 避免晃动小瓶。

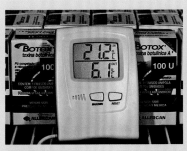

1. 冷藏（2~8℃）

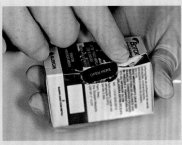

2. 按照指示位置开启包装盒

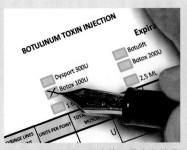

3. 保留包装盒并且用表格记录小瓶编号

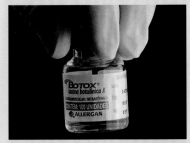

4. 用手指指尖抓取小瓶，避免加热瓶身

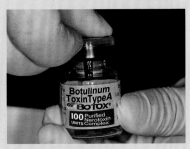

5. 摘除密封盖并丢弃

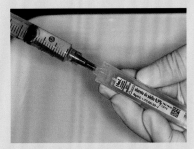

6. 用注射器针头抽取生理盐水

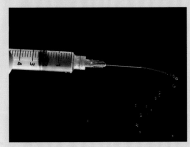

7. 抽取稍多的生理盐水并打出一些，防止形成气泡

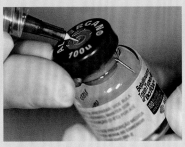

8. 以45°倾斜角度刺入针头直到接触到玻璃壁

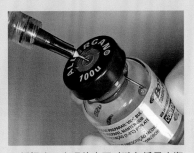

9. 缓慢注入生理盐水同时避免摇晃小瓶

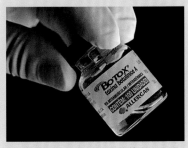

10. 缓慢旋转小瓶以润湿其整个内表面

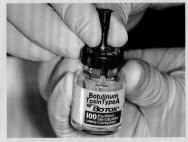

11. 插入、取出并再次插入针头，以软化橡胶挡块

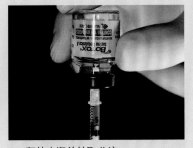

12. 翻转小瓶并抽取药液

图1-6　稀释步骤

7. 将22G针头反复插入橡皮塞的同一位置约10次以软化橡胶，并且防止之后注射针变钝，可减少注射过程中患者的疼痛和瘀青的出现。

8. 如果没有使用完所有稀释的肉毒毒素，将小瓶放入保存好的盒子中，然后在2~8℃下冷藏保存，避免冻结，并在包装盒上写下开封日期。

9. 当储存在2~8℃的环境下时，肉毒毒素（保妥适）可以在稀释后的72小时内使用。

　　表1-7列出了肉毒毒素临床使用的其他重要注意事项。

表1-7　注射肉毒毒素的重要考量因素

❏ 肉毒毒素（Botox）有50U、100U和200U这3种规格的包装瓶

❏ 包装瓶应在2～8℃和/或低于−5℃的环境下存储

❏ 稀释后的溶液可以在2～8℃环境下最多保存3天

❏ 人类肉毒毒素（Botox）的致死剂量为3000U左右

QD1.4

❏ 肉毒毒素应在临使用前几分钟即用即配

❏ 稀释时，生理盐水和肉毒毒素的温度应相似

❏ 按照指示开启生理盐水，请勿使用针头在生理盐水瓶上直接穿孔抽取，因为针头可能会被细菌污染

❏ 0.9%的生理盐水应不含防腐剂，以免改变肉毒毒素的功效

❏ 应缓慢注入生理盐水溶液并且避免溶液搅动，防止肉毒毒素降解

❏ 在30U注射器中，标记之间的间隔比在100U注射器中大，从而更易于精确测算注射量

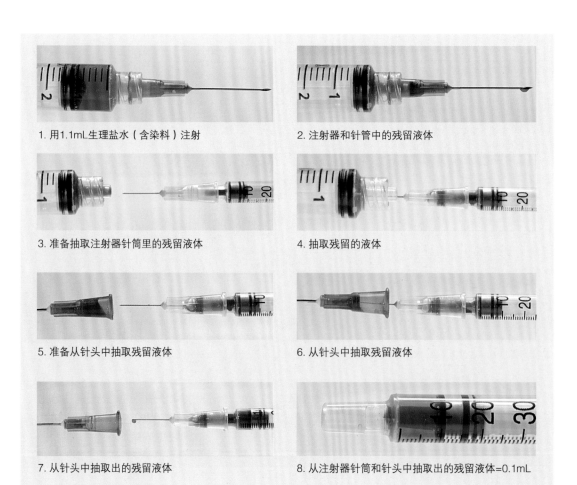

1. 用1.1mL生理盐水（含染料）注射

2. 注射器和针管中的残留液体

3. 准备抽取注射器针筒里的残留液体

4. 抽取残留的液体

5. 准备从针头中抽取残留液体

6. 从针头中抽取残留液体

7. 从针头中抽取出的残留液体

8. 从注射器针筒和针头中抽取出的残留液体=0.1mL

图1-7　剩余液体的补偿

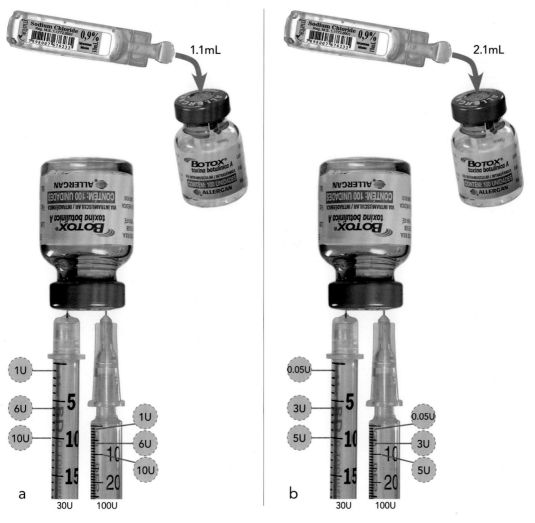

图1-8　（a）当在1.1mL生理盐水中稀释100U肉毒毒素时，30U或100U注射器中的每个标记将代表1U（1个肉毒毒素单位）。（b）当在2.1mL生理盐水中稀释100U肉毒毒素时，30U或100U注射器中的每2个标记将代表1U（1个肉毒毒素单位）

剩余液体

剩余液体是指无法注入肉毒毒素瓶内，残留在注射器和针头内的少量生理盐水（图1-7）。稀释过程中很重要的一点是需补偿这部分剩余液体，以确保不会浪费任何肉毒毒素。因此，可以将0.1mL无菌生理盐水添加到总体积中。也就是说，如果操作者计划使用1mL生理盐水稀释肉毒毒素，因为注射器中将残留0.1mL的生理盐水，则注射器中需抽取1.1mL生理盐水（图1-7）。如果不遵循这一过程，每瓶将会有10%的稀释液被浪费，若累计10瓶来看，将会有1瓶肉毒毒素被浪费。图1-8说明了1.1mL和2.1mL生理盐水稀释时所用注射器上的标记，可见30U注射器比100U注射器标记之间的间隔更大，因此更易于使用。

患者护理

患者护理是肉毒毒素治疗的重要组成部分，图1-9展示了治疗涉及护理的各个步骤。

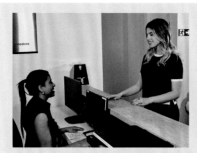

1. 欢迎患者来到诊室

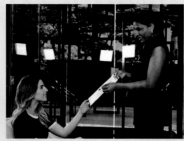

2. 指导患者坐下并填写病历表

QD1.5

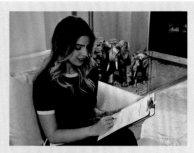

3. 患者填写表格

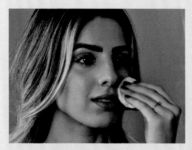

4. 患者按要求彻底卸妆

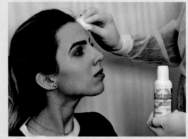

5. 助手辅助患者清洁面部

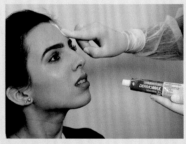

6. 助手给患者面部治疗区域涂抹局麻药膏

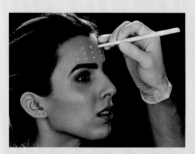

7. 为患者进行面部分析，标记所有注射位点（参阅第三章中肌肉定位流程）

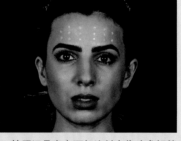

8. 拍照记录患者面部注射点位（参阅第二章拍照流程）

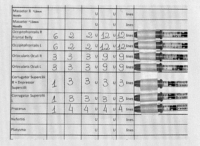

9. 填写注射计划，稀释并分装肉毒毒素（图1-14b）

QD1.6

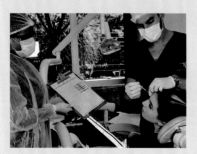

10. 注射BTX

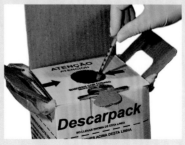

11. 将注射器丢弃于专门的利器盒

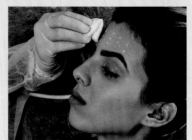

12. 助手轻轻擦拭清洁面部

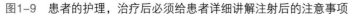

图1-9 患者的护理，治疗后必须给患者详细讲解注射后的注意事项

QD1.7

表1-8　A型肉毒毒素的治疗适应证（保妥适，除非另有说明）

FDA批准的治疗适应证	说明书所述适应证以外的治疗（保妥适）
斜视	颞下颌关节功能紊乱
眼睑痉挛	慢性肌肉骨骼疼痛
面肌痉挛	阴道痉挛
颈部肌张力障碍（Botox、Dyspor、Xeomin和NeuroBloc）	伤口愈合
	糖尿病性神经病变
应用于美容	
腋窝多汗症	
慢性偏头痛	
神经源性逼尿肌过度活跃	
下尿路功能紊乱	
胃肠道功能紊乱	
痉挛	
痉挛性发音障碍	
流涎（流口水）	

（数据来源于Chen等）

A型肉毒毒素的一般适应证

20多年来，肉毒毒素一直是一种广泛使用的药物，并具有很多适应证。随着对A型肉毒毒素研究的不断深入，人们还陆续发现了其新的适应证（表1-8）。总体而言，这种化学方式的去神经化是一种安全的、可预测结果的治疗技术。

治疗vs美容

- 治疗：着重于治疗疾病，有病理性表现。
- 美容：着重于保持或改善外表美观，无病理性依据。

在临床实践中，不能将A型肉毒毒素死板地归类为单纯的治疗性或美容性。有时一位患者会同时需要这两者，例如，患有磨牙症的老年患者可能既需要对磨牙症进行治疗，同时也希望用肉毒毒素抚平表情纹。

疾病治疗

A型肉毒毒素在面部的治疗用途包括以下项目：

- 斜视。
- 眼睑痉挛。
- 面肌痉挛。
- 紧张性头痛。
- 磨牙症。
- 流涎。
- 颞下颌关节功能紊乱。
- 颈部肌张力障碍。

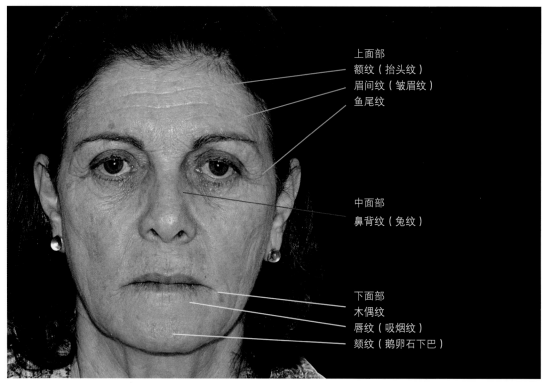

上面部
额纹（抬头纹）
眉间纹（皱眉纹）
鱼尾纹

中面部
鼻背纹（兔纹）

下面部
木偶纹
唇纹（吸烟纹）
颏纹（鹅卵石下巴）

图1-10　面部皱纹

美容用途

A型肉毒毒素由于其美容功效而在全球范围内广泛流行，虽然大多数患者仅知道使用肉毒毒素可能会提升和/或年轻化，但它的应用范围还包括改善瘫痪后遗症甚至其他面部创伤引起的面部不对称。对于患有这些疾病的患者，肉毒毒素治疗可以帮助他们恢复自信、拓展社交和延长职业生涯。

A型肉毒毒素在面部美容方面的用途如下：

- 改善与肌肉有关的皱纹（额肌、降眉肌、皱眉肌、鼻肌、眼轮匝肌、口轮匝肌、颏肌、降口角肌，图 1-10）。
- 减少肌肉体积（鼻肌、咬肌、颏肌、口轮匝肌、颈阔肌）。
- 改善眼睑下垂。
- 提升下颌，使下颌缘清晰。
- 提高眉毛。
- 使眼睛睁大。
- 改善露龈笑。
- 提升嘴角。

临床治疗案例见第二章和第四章。

面部皱纹分类

人在做面部表情时，附着于真皮层的肌肉收缩带动皮肤移动从而产生皱纹。当这些表情肌肉收缩时，皮肤被下方的肌肉纤维在垂直方向牵拉，使皮肤起皱。皱纹可分为动态皱纹和静态皱纹两种（图1-11）。那些在面部表情过程中形成并在肌肉收缩快结束时消失的皱纹称为动态皱纹（图1-12）。而在面部肌肉放松状态下也不消失的皱纹称为静态皱纹（图1-13）。

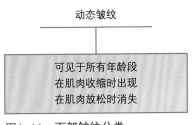

动态皱纹

静态皱纹

| 可见于所有年龄段
在肌肉收缩时出现
在肌肉放松时消失 | 面部衰老的表现
持续存在，与肌肉收缩无关 |

图1-11　面部皱纹分类

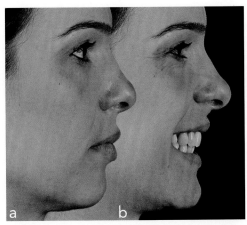

图1-12　（a、b）在表情肌运动时出现，肌肉放松时消失。本例患者面部无明显皱纹说明这位患者还年轻

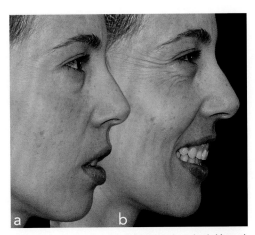

图1-13　（a、b）静态皱纹是在面部表情运动时形成的，在肌肉活动结束时不消失。在静息状态，它们仍很明显。本例患者静态皱纹的出现表明她的脸正在老化

　　Oriá等指出，随着年龄的增长，皮肤会出现表皮-真皮层厚度减少、皮肤的弹性和皮脂分泌减少、免疫反应受损、汗腺数量减少、血管张力降低、血管脆弱等问题，上述问题都与肌肉反复收缩相关，最终导致静态皱纹的形成。

　　众所周知，皱纹是通过面部表情肌肉的活动产生的，因此可以认为，肌肉收缩活动的减少可减少皱纹的数量和深度。A型肉毒毒素可暂时推迟动态皱纹成为静态皱纹，使脸部更年轻。动态皱纹在30岁左右开始变成静态皱纹，因此对延迟静态皱纹出现感兴趣的患者应在30岁之前开始接受治疗。必须每5个月重复注射1次以维持效果，并且治疗的重点是上面部（见第二章）。

　　活动越多的皮肤区域形成皱纹的时间越早。在上面部，由于眼轮匝肌的作用，眼睛外侧的皮肤容易出现皱纹，A型肉毒毒素治疗这一区域的皱纹相对简单。与口腔功能有关的中面部和下面部区域运动剧烈，导致这些区域中的皮肤比活动度差的区域更能突显年龄。但由于其复杂性，对下面部的治疗需要更加谨慎以及需要专业知识的支持。

　　表1-9显示了所有可以用A型肉毒毒素治疗的面部区域。

表1-9　可应用肉毒毒素治疗的区域

治疗区域
❏ 眉间纹（皱眉纹）
❏ 额纹（抬头纹）
❏ 鱼尾纹
❏ 鼻背纹（兔纹）
❏ 木偶纹
❏ 唇纹（吸烟纹）
❏ 颏纹（鹅卵石下巴）
❏ 改善眼睑下垂
❏ 改善口周纹
❏ 提升下颌
❏ 提高眉毛
❏ 使眼睛睁大
❏ 改善上露龈笑
❏ 改善下露龈笑
❏ 提升嘴角

禁忌证

肉毒毒素是一种安全药物，没有文献报道使用它会导致全身性并发症。但是，与所有药品一样，应谨慎使用并遵循其适应证。表1-10详细介绍了肉毒毒素的禁忌证和相对禁忌证。

表1-10　肉毒毒素禁忌证和相对禁忌证

禁止用于：
孕期和哺乳期女性
患有以下任何一种疾病：重症肌无力、肌萎缩性侧索硬化症、肌肉疾病、兰伯特-伊顿肌无力综合征
服用某些药物（氨基糖苷类、钙阻滞剂）
注射治疗部位有感染
治疗部位存在皮肤病（银屑病、湿疹）
对A型或B型肉毒毒素的任何成分过敏（例如肉毒毒素、人血白蛋白、生理盐水、乳糖、琥珀酸钠）
治疗区域出现疱疹爆发
谨慎使用患者：
工作生计依赖于完整的面部动作和表情者（例如演员、歌手、音乐家、其他媒体人物）
心理上不稳定或动机可疑和期望不切实际的人

（数据来源于Small、Sposito、Niamtu和Patel等）

图1-14　Botox和Xeomin左右对照的作用。（a）Botox（绿色）和Xeomin（红色）的注射点位。（b）表格显示每个点位的注射剂量

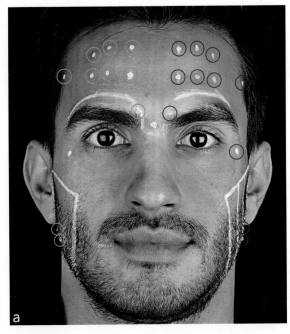

肉毒毒素使用：	☐ Dysport 500U	☐ Dysport 300U	☐ Botulift	☒ Xeomin
溶解浓度：	☐ Botox 50U	☒ Botox 100U	☐ Botox 200U	☐ Prosigne
	☐ ML	☒ 1 ML	☐ 2,5 ML	

肌肉	POINTS PER MUSCLE	SYRINGE LINES PER POINT	UNITS PER POINT	TOTAL UNIT PER MUSCLE	TOTAL OF SYRINGE LINES	SYRINGES
颞肌右侧 *Botox*	1	5	5 U	5 U	5 lines	
颞肌左侧 *Xeomin*	1	5	5 U	5 U	5 lines	
咬肌右侧 *13mm Needle Botox*	2	10	10 U	20 U	20 lines	
咬肌左侧 *13mm Needle Xeomin*	2	10	10 U	20 U	20 lines	
肌+额肌右侧 *Botox*	6	2	2 U	12 U	12 lines	
肌+额肌左侧 *Xeomin*	6	2	2 U	12 U	12 lines	
眼轮匝肌右侧 *Botox*	1	3	3 U	3 U	3 lines	
眼轮匝肌左侧 *Xeomin*	1	3	3 U	3 U	3 lines	
皱眉肌+降眉肌右侧 *Botox*	1	3	3 U	3 U	3 lines	
皱眉肌+降眉肌左侧 *Xeomin*	1	3	3 U	3 U	3 lines	
					lines	

Botox和Xeomin的比较

为了评估两种不同品牌的A型肉毒毒素的临床效果和持续时间，如图1-14所示，在患者的右侧面部注射了Botox，在患者的左侧面部注射了Xeomin。研究者在同一天使用相同类型的注射器和针头进行注射，并以相似的倾斜度注射到相似的深度。图1-14a中的绿色圆圈代表Botox的注射点，红色圆圈代表Xeomin的注射点。注射后，拍摄了以枕额肌为主的几张照片以临床评估两种肉毒毒素的作用。在每次摄影过程中，患者被要求尽可能地抬起眉毛。

该实验表明，Xeomin的起效要快于Botox，这在临床治疗上具有重要的优势，因为患者会更快地注意到症状的缓解。当两者药效都发挥到最大时，其对肌肉的作用相似并且作用维持时间相同（均为52天）。

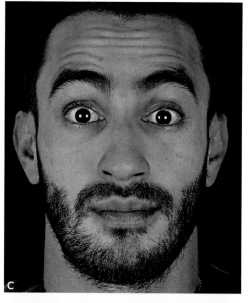

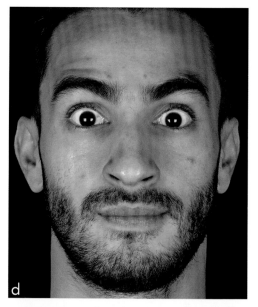

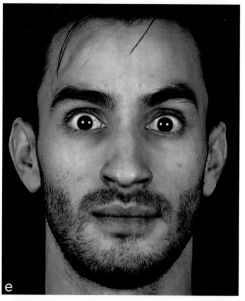

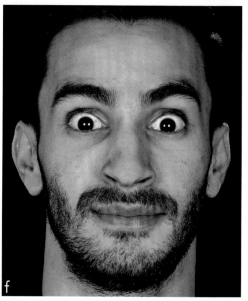

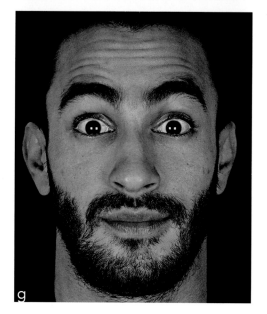

图1-14（续）（c）治疗前。（d）治疗第7天，左侧面部皱纹数量减少，说明Xeomin起效更快。（e）治疗第21天，两者均可有效消除所有皱纹，显示出相似效果。（f）治疗第52天，两种肉毒毒素都还持续有效。（g）治疗第166天，两种产品都失效，患者动态皱纹重新出现

参考文献

[1] Aoki KR. Botulinum toxin: A successful therapeutic protein. Curr Med Chem 2004;11:3085–3092.

[2] Sposito MMM. Toxina botulínica tipo A—propriedades farmacológicas e uso clínico. Acta Fisiátr 2004;11(suppl 1):S7–S44.

[3] Aoki KR, Guyer B. Botulinum toxin type A and other botulinum toxin serotypes: A comparative review of biochemical and pharmacological actions. Eur J Neurol 2001;8(suppl 5):21–29.

[4] Carruthers A, Carruthers J. Botulinum toxin products overview. Skin Therapy Lett 2008;13:1–4.

[5] Truong D, Duane DD, Jankovic J, et al. Efficacy and safety of botulinum type A toxin (Dysport) in cervical dystonia: Results of the first US randomized, double-blind, placebo-controlled study. Mov Disord 2005;20:783–791.

[6] Factor SA, Molho ES, Evans S, Feustel PJ. Efficacy and safety of repeated doses of botulinum toxin type B in type A resistant and responsive cervical dystonia. Mov Disord 2005;20:1152–1160.

[7] Costa J, Espírito-Santo C, Borges A, et al. Botulinum toxin type A therapy for cervical dystonia. Cochrane Database Syst Rev 2005;25:CD003633.

[8] Comella CL, Jankovic J, Shannon KM, et al. Comparison of botulinum toxin serotypes A and B for the treatment of cervical dystonia. Neurology 2005;65:1423–1429.

[9] Flynn TC, Clark RE 2nd. Botulinum toxin type B (MYOBLOC) versus botulinum toxin type A (BOTOX) frontalis study: Rate of onset and radius of diffusion. Dermatol Surg 2003;29:519–522.

[10] Baumann L, Slezinger A, Vujevich J, et al. A double-blinded, randomized, placebo-controlled pilot study of the safety and efficacy of Myobloc (botulinum toxin type B)-purified neurotoxin complex for the treatment of crow's feet: A double-blinded, placebo-controlled trial. Dermatol Surg 2003;29:508–515.

[11] Baumann L, Black L. Botulinum toxin type B (Myobloc). Dermatol Surg 2003;29:496–500.

[12] Ramirez AL, Reeck J, Maas CS. Botulinum toxin type B (MyoBloc) in the management of hyperkinetic facial lines. Otolaryngol Head Neck Surg 2002;126:459–467.

[13] Sadick NS. Prospective open-label study of botulinum toxin type B (Myobloc) at doses of 2,400 and 3,000 U for the treatment of glabellar wrinkles. Dermatol Surg 2003; 29:501–507.

[14] Setler PE. Therapeutic use of botulinum toxins: Background and history. Clin J Pain 2002;18(6, suppl):119S–124S.

[15] Thakker MM, Rubin PA. Pharmacology and clinical applications of botulinum toxins A and B. Int Ophthalmol Clin 2004;44:147–163.

[16] Simpson LL. The action of botulinal toxin. Rev Infect Dis 1979;1:656–662.

[17] Gonnering RS. Pharmacology of botulinum toxin. Int Ophthalmol Clin 1993;33:203–226.

[18] Neuenschwander MC, Pribitkin EA, Sataloff RT. Botulinum toxin in otolaryngology: A review of its actions and opportunities for use. Ear Nose Throat J 2000;79:788–789,792.

[19] Blitzer A, Sulica L. Botulinum toxin: Basic science and clinical uses in otolaryngology. Laryngoscope 2001;111:218–226.

[20] Lam SM. The basic science of botulinum toxin. Facial Plast Surg Clin North Am 2003;11:431–438.

[21] Carruthers A, Carruthers J, Cohen J. A prospective, double-blind, randomized, parallel-group, dose-ranging study of botulinum toxin type A in female subjects with horizontal forehead rhytides. Dermatol Surg 2003;29:461–467.

[22] Lew MF, Adornato BT, Duane DD, et al. Botulinum toxin type B: A double-blind, placebo-controlled, safety and efficacy study in cervical dystonia. Neurology 1997;49: 701–707.

[23] Hambleton P. Clostridium botulinum toxins: A general review of involvement in disease, structure, mode of action and preparation for clinical use. J Neurol 1992; 239:16–20.

[24] Klein AW. Dilution and storage of botulinum toxin. Dermatol Surg 1998;24:1179–1180.

[25] Frevert J. Pharmaceutical, biological, and clinical properties of botulinum neurotoxin type A products. Drugs R D 2015;15:1–9.

[26] Naumann M, Boo LM, Ackerman AH, Gallagher CJ. Immunogenicity of botulinum toxins. J Neural Transm (Vienna) 2013;120:275–290.

[27] Greene P, Fahn S, Diamond B. Development of resistance to botulinum toxin type A in patients with torticollis. Mov Disord 1994;9:213–217.

[28] Dressler D, Bigalke H. Botulinum toxin type B de novo therapy of cervical dystonia: Frequency of antibody induced therapy failure. J Neurol 2005;252:904–907.

[29] Aoki KR, Ranoux D, Wissel J. Using translational medicine to understand clinical differences between botulinum toxin formulations. Eur J Neurol 2006;13(suppl 4):10–19.

[30] Trindade de Almeida AR, Marques E, de Almeida J, Cunha T, Boraso R. Pilot study comparing the diffusion of two formulations of botulinum toxin type A in patients with forehead hyperhidrosis. Dermatol Surg 2007;33 (special issue):S37–S43.

[31] Eisele KH, Fink K, Vey M, Taylor HV. Studies on the dissociation of botulinum neurotoxin type A complexes. Toxicon 2011;57:555–565.

[32] Sattler G, Callander MJ, Grablowitz D, et al. Noninferiority of incobotulinumtoxinA, free from complexing proteins, compared with another botulinum toxin type A in the treatment of glabellar frown lines. Dermatol Surg 2010;36(suppl 4):2146–2154.

[33] Wohlfarth K, Wegner F, Bigalke H, Rummel A. The role of human serum albumin and neurotoxin associated proteins in the formulation of different BoNT/A products. Presented at the TOXINS 2012 conference, Miami Beach, FL, 5–8 December 2012.

[34] Chen S. Clinical uses of botulinum neurotoxins: Current indications, limitations and future developments. Toxins (Basel) 2012;4:913–939.

[35] Oriá RB, Ferreira FVA, Santana EN, Fernandes MR, Brito GAC. Estudo das alterações relacionadas com a idade na pele humana, utilizando métodos de histo-morfometria e autofluorescência. An Bras Dermatol 2003;78:425–434.

[36] Brandt FS, Bellman B. Cosmetic use of botulinum A exotoxin for the aging neck. Dermatol Surg 1998;24: 1232–1234.

[37] Small R. Botulinum toxin injection for facial wrinkles. Am Fam Physician 2014;90:168–175.

[38] Niamtu J 3rd. Botulinum toxin A: A review of 1,085 oral and maxillofacial patient treatments. J Oral Maxillofac Surg 2003;61:317–324.

[39] Patel D, Mehta F, Trivedi R, Thakkar S, Suthar J. Botulinum toxin and gummy smile—A review. IOSR J Dent Med Sci 2013;4:1–5.

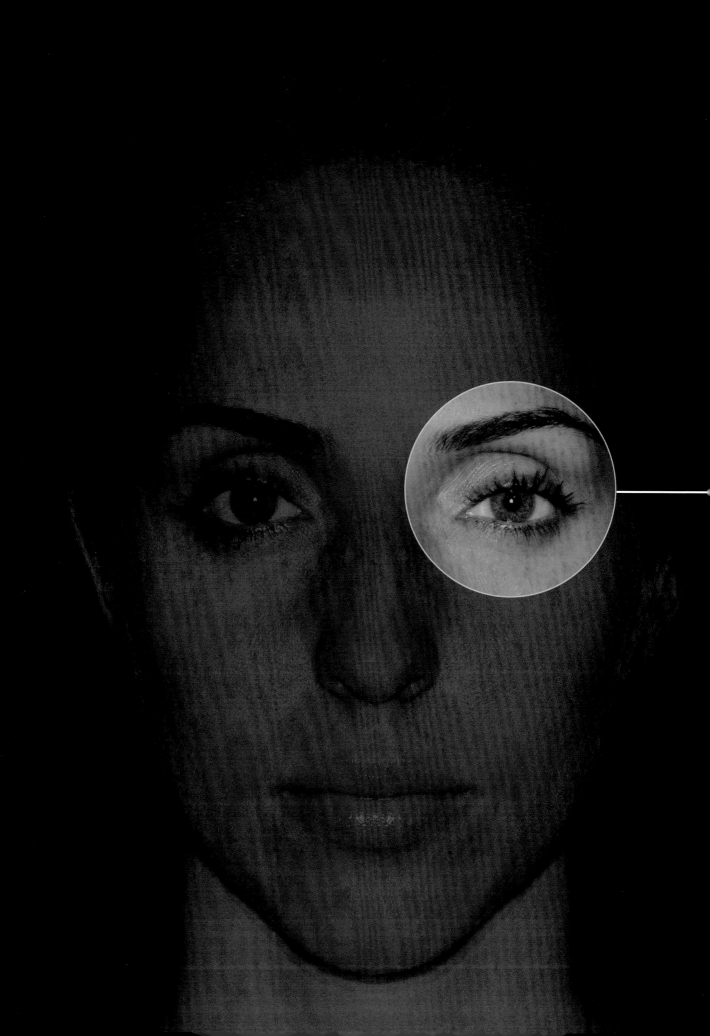

第二章

面部美学分析及
影像资料留存

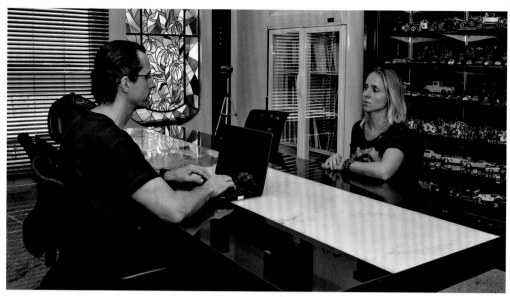

图2-1　初诊期间，临床医生应记录下患者放松时的肌肉状态，并记录自然微笑和说话时可能出现的问题

整形科及口腔科不仅仅要应对口腔和笑容问题，完善面部分析以及美学参照，有助于专业人员确定构建面部和谐的变化。

患者首次就诊时，应先填写病历表。然后，临床医生应根据表格内容着重询问以下内容：

QD1.7

- 主诉。
- 现病史（需改善部位的位置、发病时间、病程演变、治疗史以及可能导致疾病的原因）。
- 口腔疾病史，包括所有与主诉无关的治疗史。
- 既往史，包括所有疾病和治疗史。
- 个人史，包括口腔卫生、生活习惯和饮食习惯（糖、酸）。

临床医生在面诊期间应观察患者在放松、说话和微笑时的面部状态（图2-1），同时还应观察和记录所有自发的面部表情，这有助于临床医生充分评估患者的面部结构和发现是否有不对称或亢进的肌肉。

面部系统分析

面部分析应尽可能全面，诊断越全面，越有利于制订有效的治疗方案。因此，需进行各个角度的观察分析，包括正面和侧面：

- 静态和微笑时的正面观察。
- 静态和微笑时的侧面观察。
- 静态和微笑时的正面照片。
- 静态和微笑时的侧面照片。
- 如果患者在说话过程中出现不对称现象，则还需录制说话时的视频，记录患者面部的每一个特征及其可能需要做的调整。

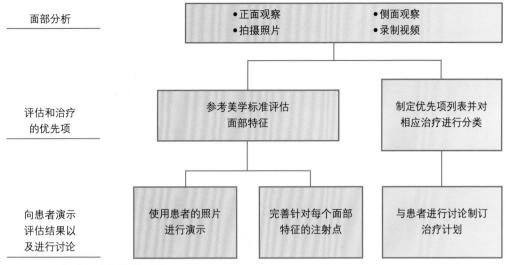

面部分析

评估和治疗
的优先项

向患者演示
评估结果以
及进行讨论

图2-2　面部分析和评估结果演示

临床医生应按照以下步骤开展面部分析：

1. 根据面部美学标准对观察结果进行评估。

2. 根据需改善的优先级别创建列表编号，排在首位的应该是最需要注意的，也是最影响美观的问题。此列表有助于向患者解释治疗顺序。

3. 根据治疗类型细分特征列表：疾病治疗、面部结构优化和抗衰老。任何项目治疗都是处于首位的，其次是面部结构优化。治疗过程中仅考虑抗衰老治疗是容易犯的错误。

4. 使用患者照片和相应的注射点进行讲解演示。

5. 与患者探讨治疗计划，这应该是一个互动的讨论过程。有时患者在看自己的照片时很惊讶，因为他们习惯了只通过镜子观察自己，而镜子提供的细节比照片少。临床医生可根据患者对治疗的预期来调整治疗计划。

图2-2总结了上述过程。

QD2.1

QD2.2

QD2.3

影像资料的留存

影像资料的留存具有多种用途，包括协助医生对患者进行初步检查、辅助诊断、评估疗效、留存法律依据，收集数字资料以供出版，开展教学，与患者、专业团队成员、同事或技术人员沟通，进行市场营销等。每一个用途都有助于提高医疗实践水平，有助于医患沟通。无论医生的临床经验如何，治疗方案都不应建立在直觉的基础上，而应以面部、口腔结构和美学分析作为指导。

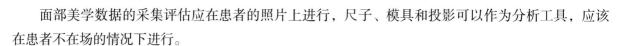

面部美学数据的采集评估应在患者的照片上进行，尺子、模具和投影可以作为分析工具，应该在患者不在场的情况下进行。

初诊时拍摄的照片有助于操作者进行面部分析，并可用于帮助患者了解诊断和治疗计划。医生也可以直接在患者脸上进行测量来获得面部数据，这比使用图像进行测量（比例表示）更快、更实用。当患者在场时，应记录至少一个实际测量值，来作为图像测量时的比例标尺。

摄影设施

应在治疗场所配备摄影棚，以确保拍摄照片的质量，并获得必要的信息。一个合适的摄影棚应包括以下设施（图2-3）：

- 2个中等大小的柔光箱，可将柔和而规则的光线照射到患者的脸上。光线的长度应比患者面颈部的垂直长度稍长，以避免光线仅集中在脸部中心。现代数码相机能够远程控制柔光箱，无须电线连接。
- 1个头灯有助于凸显面部轮廓，提高与黑色背景的对比度。黑色背景是中性的，不会干扰面部清晰度。将此灯置于面部上方或下方，不能在照片中出现。
- 3个三脚架用于放置闪光灯和头灯，其位置应该比患者站立时高。
- 黑色背景可支持照片标准化处理。避免使用比皮肤更亮的白色背景而干扰面部清晰度。亚光背景可避免阴影的产生。

患者准备

在拍摄照片之前，必须执行如下操作，以确保照片能获取必要的信息：

1. 彻底卸妆，化妆会干扰皮肤的视觉效果。保持面部干燥以避免闪光灯反射。→提供卸妆液和化妆棉。
2. 用发箍把头发箍起来。→提供最简单的发箍。
3. 去掉所有首饰（如耳环和项链），以避免分散关注点。→关注面部的解剖学结构。
4. 指导患者保持水平姿势，不要倾斜或转动头部。→根据患者的身高，告知患者视线应该看的位置。

应拍摄嘴唇闭合、嘴唇放松、微笑3种状态的照片（图2-4）。

拍摄流程

拍摄患者正面和侧面的照片（图2-5、图2-6）。还应在患者坐位时观察和诊断皱纹、凹陷和容量不足（图2-7、图2-8）。

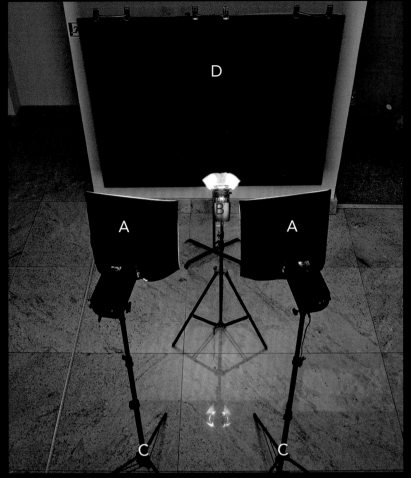

图2-3　治疗场所的摄影设施。A. 柔光箱。B. 头灯。C. 三脚架。D. 黑色背景

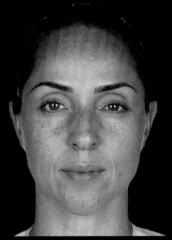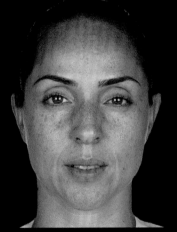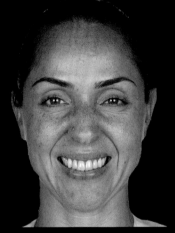

嘴唇闭合：指导患者勿移动面部，以免面部肌肉收缩；微闭嘴唇　　**嘴唇放松：**指导患者保持同样的姿势，但放松嘴唇用嘴呼吸　　**微笑：**嘱患者自然微笑。摄影师也应保持微笑，可说些有趣的话来促进患者微笑但不要转动头部

图2-4　面部照片

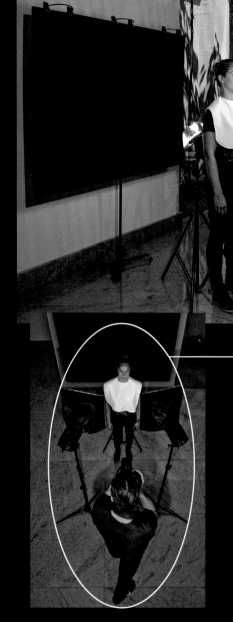

图2-5 摄影师应膝关节弯曲，使相机与地面平行，与患者面部处于同一水平。闪光灯的位置尽量与面部垂直

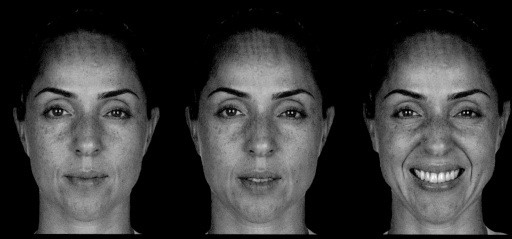

侧面观

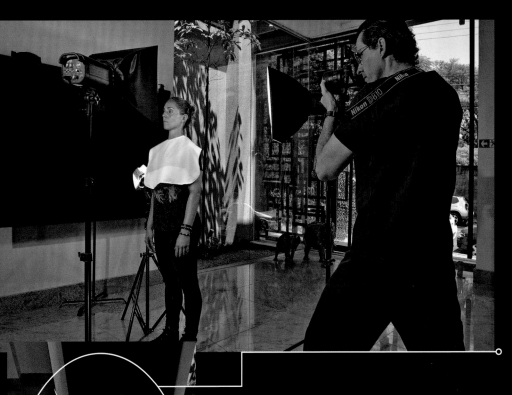

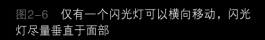

图2-6　仅有一个闪光灯可以横向移动，闪光灯尽量垂直于面部

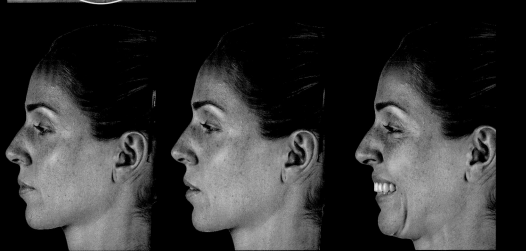

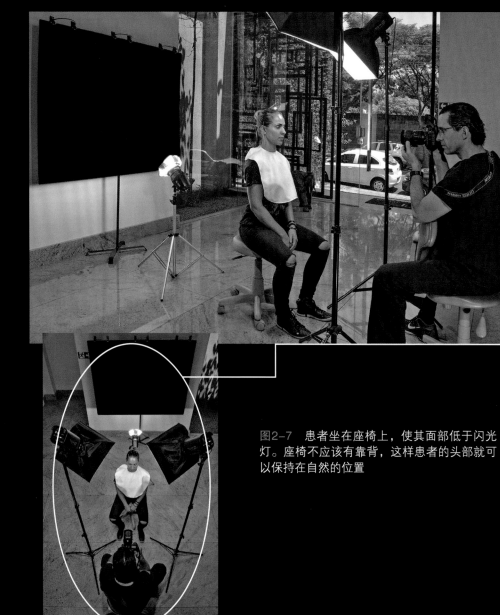

图2-7　患者坐在座椅上，使其面部低于闪光灯。座椅不应该有靠背，这样患者的头部就可以保持在自然的位置

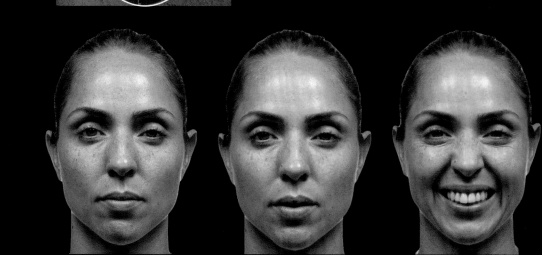

闪光灯聚焦位置

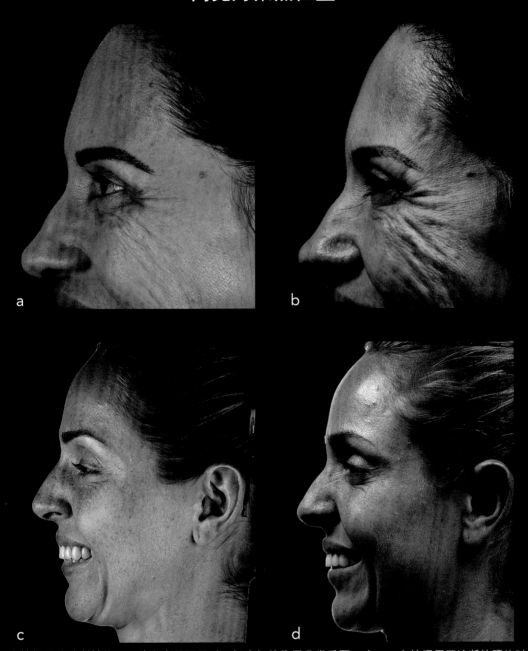

图2-8 在拍摄照片诊断皱纹、凹陷和容量不足时，闪光灯的位置非常重要。（a、c）拍摄用于诊断的照片时，闪光灯以传统方式放置，即与患者面部高度相同。（b、d）拍摄于同一天，闪光灯位置位于患者面部上方，类似于局部聚焦特写。需注意的是，虽然照片显示了一些阴影区，但在眼轮匝肌和鼻肌处的动态皱纹会更清晰可见。

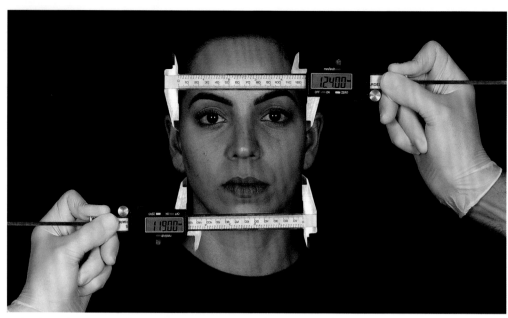

图2-9　面部测量示例。注意双颧间距和下颌角间距的正确测量。这两个测量值之间的差异至少为4%，小于该差异提示咬肌肥大，最符合美学标准的是12%的差异。

临床检查

　　Ricketts将美学描述为对美的研究。Dierkes认为面部的美学定义为面部比例的和谐和平衡，即骨骼结构、牙齿和软组织之间的和谐。

　　为了给微笑美学的感知提供更客观的指导，大量的研究使用了图像数字化处理技术。该技术可以很好地解释以下特征：

- 微笑弧。
- 标准的牙龈露出度。
- 理想的齿颊间隙。
- 牙齿的突出度和牙龈的对称性。
- 上颌前间隙的影响。
- 中轴线和长轴线偏差的影响。
- 上颌切牙大小、比例和对称性的重要性。

　　在进行面部和微笑分析时，有些测量数据非常重要，包括双颧间距和下颌角间距（图2-9）：

　　图2-9 面部测量示例。注意双颧间距和下颌角间距的正确测量。这两个测量值之间的差异至少为4%，小于该差异提示咬肌肥大，最符合美学标准的是12%的差异。

- 双颧间距：两侧颧点、颧弓即最外侧点的距离，为面部最宽的部分（图2-11）。对于女性，这个距离应是面部长度即发际线中点至颏部的距离的65%~70%。对于男性来说，它是面部长度的65%。
- 下颌角间距：两侧最向外侧突出的下颌角间的距离，即下面部宽度（图2-11）。

　　表2-1是根据文献和作者的临床经验总结出来的在临床检查期间要评估的面部特征。以下各节将详细解释每一个问题。

QD2.4

表2-1　临床检查需评估的面部特征

脸形：三角形、正方形或椭圆形，观察患者面部是否协调

双颞间距：在最宽的点进行测量

颞下颌关节：观察颞下颌关节紊乱的症状、异响（咔嚓声和砰砰声）、差异、受限和退化，触诊颞下颌关节、咬肌和颞肌

牙齿暴露度：牙齿前部和后部，放松和微笑时分别进行观察

动态皱纹：注意这些皱纹在什么情况下会变得更加明显，通过注射肉毒毒素来改善

静态皱纹：记录所有皱纹，通过注射肉毒毒素来改善

齿颊间隙和口角的对称性：在静态和动态时评估（见第四章）

下颌缘轮廓的清晰度：观察下颌骨体和下颌角的线条（见第四章）

肌肉亢进：注意运动过度的面部肌肉（见第四章）

鼻尖活动度：在微笑和说话时评估，嘱患者发"M"音数次（见第四章）

下颌和齿颊间隙宽度：患者的眼睛可以作为评估的参考

脸形

上颌前牙的大小、形状和排列是影响面部美观的重要因素，特别是从正面观察，这些牙齿通常在人的微笑美学中占主导地位。Furnsiero和Souza总结了上颌中切牙处的颊部轮廓与脸形之间的相关性，观察到了三角形的上颌前牙轮廓具有和三角形脸形一样的优势。表2-1说明了3种脸形及其特征。

如何确定脸形

坐在患者面前，嘱其放松面部肌肉，于颧骨最宽处（双颞间距）标记第1点，下颌角标记第2点，颏部外侧标记第3点。于第1点和第3点间画一条连线（表2-2）。

脸形可根据第2点与颈部的关系来确定：

- 三角形：第2个点在颈部和下颌缘交界处的前面（颈部区域内）。
- 正方形：第2个点位于头部和颈部交界处上方（颈部区域外）。
- 椭圆形：第2点正好位于头部和颈部的交界处。

脸形也可根据3点间的连线形状确定：

- 三角形：在最上方和最下方的点之间，脸的侧面几乎是直的，于第2点处无明显的角度。
- 正方形：在最上、最下两点之间，脸的侧面成角，连线方向突然改变，于第2点处有明显的角度。
- 椭圆形：在最上、最下两点之间，脸的侧面是圆的，呈曲线，在第2点处没有明显的成角。

表2-2　脸形及其特征

	三角形	正方形	椭圆形
特征	• 双颧间距明显大于下颌角间距 • 更加女性化 • 因咬肌肥大的方形脸可经治疗变为三角形脸 • 给人年轻、柔和的感觉	• 双颧间距稍大于下颌角间距 • 更加男性化 • 下颌角间距大于双颧间距的，可能是由咬肌肥大所致的 • 给人强壮感觉	• 颧骨和下颌角间呈圆弧形连接 • 更加孩子气 • 检查是否有颊脂垫摘除术指征，但这很少见 • 给人孩子气的感觉，因为儿童脸颊较大
优势	凸显了嘴部的美学价值，因为较小的脸颊能有效避免视觉上与嘴部的美学冲突	头顶部界限更清晰，也是一个重要的审美标准	面部更圆润
劣势	衰老和/或肥胖很快引起下颌缘易不清晰	降低了嘴部的美学价值，下面部较宽	颧骨和下颌角之间无轻微凹陷，这在其他脸形中有助于凸显嘴部的价值 此脸形女性经常在该部位涂腮红可以模拟轻微凹陷外观
男性实例	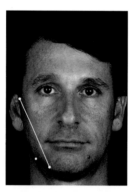	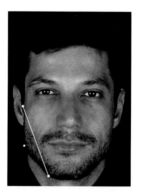	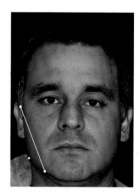
女性实例	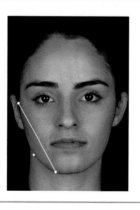	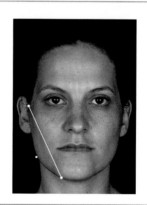	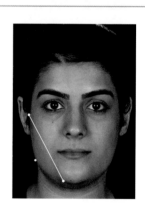

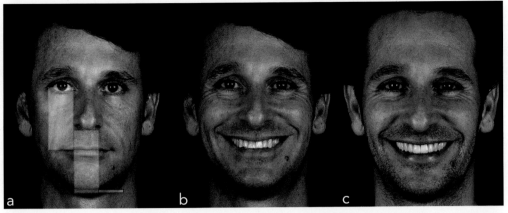

图2-10 （a）OVD减少的患者。用等长的矩形来验证从外眦平面到口裂的距离是否与从鼻唇角到下巴底部的距离相同。（b、c）治疗前后微笑：肉毒毒素注射和牙齿修复后OVD增加。

咬合垂直距离减小

如图2-10a患者的面部分析显示：双侧颞下颌关节（TMJ）出现弹响，咬合垂直距离（Occlusal Vertical Dimension，OVD）略减小，可使用Willis指南进行评估。

用等长的矩形来评估从外眦水平到口裂水平的距离是否与从鼻唇角到颏部底部的距离相同。出现以下情况时应进行此测量：①下面部长度缩短时。②出现咬合功能异常表现和症状时。③在康复治疗前。

> **肉毒毒素可以如何改善？**
>
> 通过减少下颌提肌的张力，使OVD得以恢复。在这些病例中，术前注射有助于增加OVD，如果康复过程需要4个月以上，则需要术中注射，术后只要出现功能异常，就要反复注射维持效果。与功能异常的口腔习惯相关的颞颌关节紊乱（TMD），会过度提升上颌而损害口颌系统，因此，降低下颌提肌的力量可以作为对现有治疗的辅助治疗。

治疗措施：

1. 两侧咬肌分别注射2点，每点10U（Allergan）；两侧颞肌各注射1点，每点5U。

2. 下颌骨后牙可用树脂复合物修复，能有效改善OVD。

3. 上颌牙（左第2前磨牙至右第2前磨牙）陶瓷贴面修复，以使覆咬合得到向前的导向移动（最小2mm，最大4mm）。

4. 唇和颧部的增容治疗。

图2-10b、c展示了治疗前后的微笑改变。

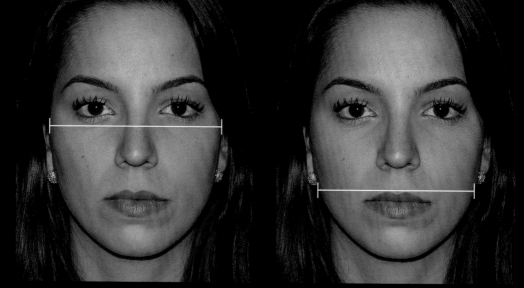

图2-11 双颧间距和双下颌角间距。双下颌角间距比双颧间距短约12%。

双颧间距

面部宽度为颧骨的最外侧点之间的最大距离，即面部最宽的部分，称双颧间距。下颌角间距比双颧间距短约30%。作者观察到，这两项间距相差12%是较符合女性美学标准的，但对于男性并不是如此，因为男性的咬肌较大，双颧间距在视觉和测量值上应大于下颌角间距（图2-11）。

下面部的宽度较宽

图2-12a患者的面部分析表明，其双颧间距并不明显大于下颌角间距。患者有左侧单侧咀嚼和咬合功能失调。

当出现功能失调的表现和症状时应测量双颧间距和下颌角间距。

> 肉毒毒素可以如何帮助改善？
>
> 注射肉毒毒素后，咬肌的体积减小，导致下面部变窄。在患者优势咀嚼侧的下颌提肌中注射更高剂量的肉毒毒素，有助于加强另一侧的咀嚼功能。

治疗措施：

1. 右侧咬肌注射2点，每点10U；右侧颞肌注射1点，剂量为5U。于左侧相同的肌肉、相同的点位注射，剂量增加50%。

2. 采用树脂材料直接延长中切牙，改善前向引导。

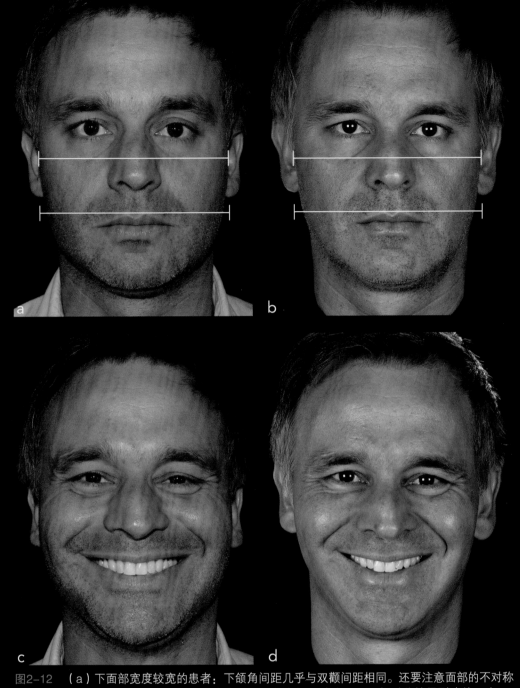

图2-12 （a）下面部宽度较宽的患者：下颌角间距几乎与双颧间距相同。还要注意面部的不对称性（左侧脸部较宽）。（b）注射肉毒毒素后：下颌角间距减小，下面部对称性得到改善。（c、d）治疗前后微笑对比

3. 填充鼻唇沟。

4. 用去氧胆酸溶解颏下区（双下巴）的脂肪。

　　图2-12b展示了治疗后效果。治疗前比右侧稍宽的左侧面部在注射后变得对称（图2-12c、d）。患者还反馈其开始使用两边咀嚼。

　　当注射咬肌时，治疗前必须告知患者，注射后下面部可能会变窄。即使下颌线的界限稍降低，也会使面部更美观，患者应做好准备接受这一变化。

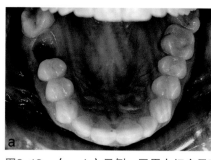
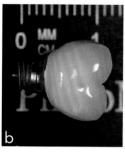

图2-13　（a、b）示例：因用力闭合导致种植体罕见性断裂。种植体及其牙冠正常已使用10年

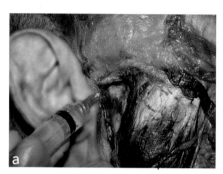
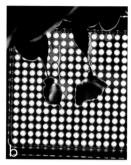

图2-14　尸体标本显示（a）抽吸滑膜液后的颞下颌关节。（b）左侧关节盘源于牙齿严重磨损的尸体。右边的关节盘来自一个牙齿良好的尸体

颞下颌关节

颞下颌关节功能紊乱综合征（TMD）的任何症状或体征都应在临床检查中进行评估和记录，包括以下各项：

- 面部疼痛。
- 紧张性头痛。
- 咬合功能失调相关的牙齿缺失。
- 牙齿和/或修复牙断裂（图2-13）。
- 切牙或尖牙磨损（图2-14）。
- 牙齿松动。
- 牙釉质裂纹。
- 牙齿内部碎裂。
- 牙间隙增大。
- 下颌第2磨牙的咬合面凹陷。
- 关节异响（弹响声）。
- 颊黏膜白线。
- 舌缘出现齿痕。
- 外生骨疣（环形）。
- 唇红体积减小。
- 咬肌不对称和/或肥大。
- 根尖和/或牙周骨吸收。

> 提示：
> 高质量的听诊器有助于颞下颌关节疾病的早期诊断。

Kim等指出，成功的颞下颌关节功能紊乱综合征（TMD）治疗始于症状的明确。由于肌筋膜疼痛和张口受限是咀嚼肌功能紊乱最常见的症状，因此直接针对TMD的肌肉进行治疗可获得良好治疗效果。据研究报道，无创的保守治疗，如咨询、软食、行为治疗、物理治疗、口腔矫正支具、药物治疗和肉毒毒素注射都是有效的治疗，可以作为一线治疗方法。

关节内病理变化，如内部结构紊乱和骨关节炎，也可以从肌筋膜疼痛的治疗中受益。急性疼痛患者可于关节内注射利多卡因、透明质酸，甚至皮质类固醇。这些治疗仍无法缓解症状和疼痛时，可采用关节穿刺、关节镜和关节成形术等手术方法治疗。

在引进［保妥适、丽舒妥（Ipsen）］后，面部肌肉的注射治疗成为调节TMD肌筋膜成分的有效辅助手段之一。支持性文献可追溯到30年前，自20世纪80年代以来，各种治疗方法均取得了成功。同时，在TMD患者的咀嚼肌中注射肉毒毒素可被视为控制复杂性TMD和减轻其相关症状的有效支持性治疗措施，但为了进一步验证和评估肉毒毒素注射的全部疗效，需要进行更多的大样本、长时间随访的随机对照研究。

牙齿暴露

放松时

当嘴唇静止并微微张开时，应暴露部分中切牙的临床牙冠，而不会暴露牙龈乳头。女性的上唇通常比男性短（年轻女性平均为19.5mm，年轻男性为22～24 mm），因此，女性和男性中切牙外露度分别为平均3.4mm和1.91mm。上颌侧切牙应暴露更少，而牙冠的近中线部位应该比远中线部位暴露更明显。上颌尖牙应不暴露，或仅仅露出牙尖。

嘴唇处于放松状态时，如果上颌中切牙龈乳头露出，或尖牙暴露超过牙尖，患者可能患有露龈笑。可供选择的治疗方法是于提上唇的肌肉注射肉毒毒素。然而，在诊断之前，需密切观察微笑时上唇的状态。

下颌牙齿在唇部放松时不应暴露太多，且不应超过上颌牙齿。下颌中切牙牙冠暴露较多，可能意味着存在以下情况：

- 患者年老、有唇下垂，可填充颏唇沟进行治疗。
- 下颌前牙的齿槽挤压，可通过正畸进行矫正。
- 降下唇肌功能亢进，可通过注射肉毒毒素来进行治疗。

图2-15展示了放松状态下理想的牙齿暴露度和不美观的牙齿暴露度。

微笑时

在微笑时，上唇唇红的下缘应触及上颌中切牙的牙颈部，并遮盖部分牙颈部，但牙龈乳头应暴露。微笑时上颌中切牙牙龈暴露度应少于3mm，超过3mm为露龈笑。于提升上唇的肌肉内注射肉毒毒素是治疗露龈笑的有效方法之一。然而，在做任何治疗前必须仔细检查上唇放松时的形态。

理想情况下，上颌前磨牙的临床牙冠在微笑时应完全暴露，或至少暴露其牙龈乳头。暴露不足的原因是降口角肌和/或颈阔肌后侧纤维运动过度。

下颌牙齿的临床牙冠在微笑时应几乎看不到。下颌牙齿的暴露若多于上颌牙齿，则会减少上颌牙齿的视觉主导而不美观。下颌牙龈暴露为露下龈笑，是由于降下唇肌过度活动而导致的。

图2-16为微笑时标准和非标准的牙齿暴露度。

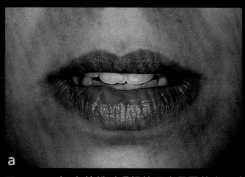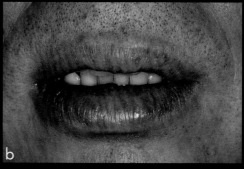

图2-15　（a）放松时理想的牙齿暴露状态。（b）不符合美学标准的牙齿暴露状态

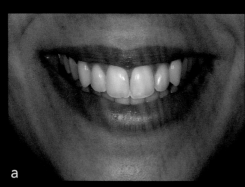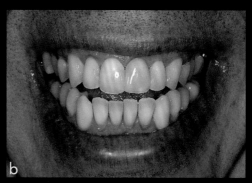

图2-16　（a）微笑时理想的牙齿暴露状态。（b）不符合美学标准的牙齿暴露状态

不美观的牙齿暴露

　　图2-17a中的患者由于微笑时牙齿暴露过多，导致面部看起来太长。在微笑时，上颌前牙临床牙冠长应比下颌牙显露得更明显。且上颌中切牙颈部的牙龈不应暴露，但如果暴露度在3mm以内也是可接受的。下颌牙齿不应暴露，当微笑时下颌牙齿比上颌牙齿暴露更多，以及下颌牙龈组织暴露，则应进行治疗。

> 肉毒毒素如何帮助改善？
> 　　双侧降下唇肌注射肉毒毒素可减少肌肉的肌力，从而提高下唇位置，隐藏下颌牙龈，减少下颌前牙在放松和微笑时的暴露。

治疗措施：

1. 两侧降下唇肌分别注射1点，每点2U（图2-17b）。
2. 填充上唇，从侧面观上唇位置前移而改善轻度的露龈笑（图2-17c）。
3. 填充下颌的3个区域，使其和面部衔接更和谐，使其更立体，并起到提升作用（图2-17d）。
4. 牙齿用树脂贴面修复（图2-17e）。

　　图2-17f展示了治疗后的微笑状态。疗效涉及面部预防性治疗、美观性和功能性改善。

- 预防性治疗：在许多唇闭合不全的患者中，其颏肌过度紧张，迫使下唇与上唇相对抗，这会促使上唇唇红组织流失，破坏上下唇的正常位置（侧面观上唇内缩），可注射两侧降下唇肌提升下唇而进行改善。

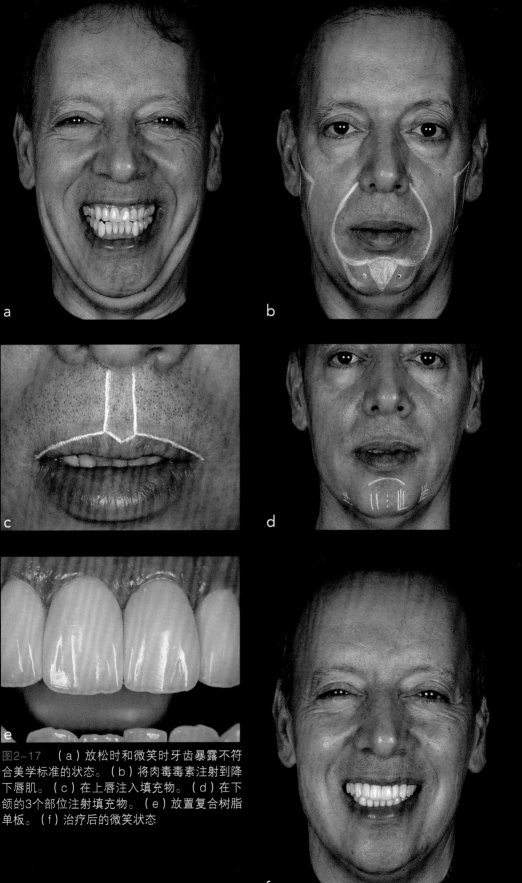

图2-17 （a）放松时和微笑时牙齿暴露不符合美学标准的状态。（b）将肉毒毒素注射到降下唇肌。（c）在上唇注入填充物。（d）在下颌的3个部位注射填充物。（e）放置复合树脂单板。（f）治疗后的微笑状态

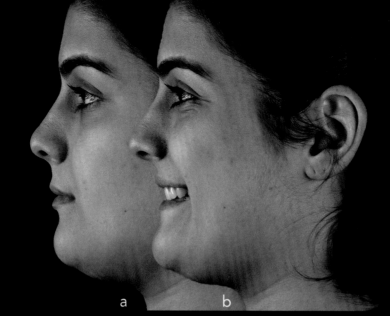

图2-18 （a、b）微笑时眼周出现动态皱纹，但不需要进行治疗，因为放松时皱纹就会消失

- 美学治疗：面部过长得到明显改善，使人更加美观。颏部凹陷和低平处填充后与面部过渡更协调。因为治疗前下唇位置太低将颈部皮肤向后压迫而形成双下巴，在治疗后也得到改善。
- 功能治疗：促进唇部闭合，有利于鼻呼吸。

动态皱纹

说话和微笑等自主面部表情可以用来评估和鉴别静态皱纹或动态皱纹。可嘱患者做"恐惧"和"愤怒"等面部表情来标记注射点（见第三章）。

动态皱纹可根据说话和微笑时自发的面部表情或面部图像来诊断。伴随面部表情出现且随肌肉活动结束就消失的皱纹为动态皱纹（图2-18）。皱纹约在28岁时开始出现。一旦放松时出现静态皱纹即应立即进行处理，放大镜可帮助观察。

对于图2-19中的患者，使用放大镜可观察到自发面部表情后会出现静态皱纹。这些皱纹应在发现初期至变明显前做预防性治疗。在本案例中，矫正眼周皱纹为露龈笑的辅助治疗。眼轮匝肌注射2点，每点2U。

> 肉毒毒素如何帮助改善？
>
> 因为引起面部皱纹的原因之一是表情所涉及的肌肉活动，皱纹一旦出现即可标记注射以防止其变成静态皱纹。

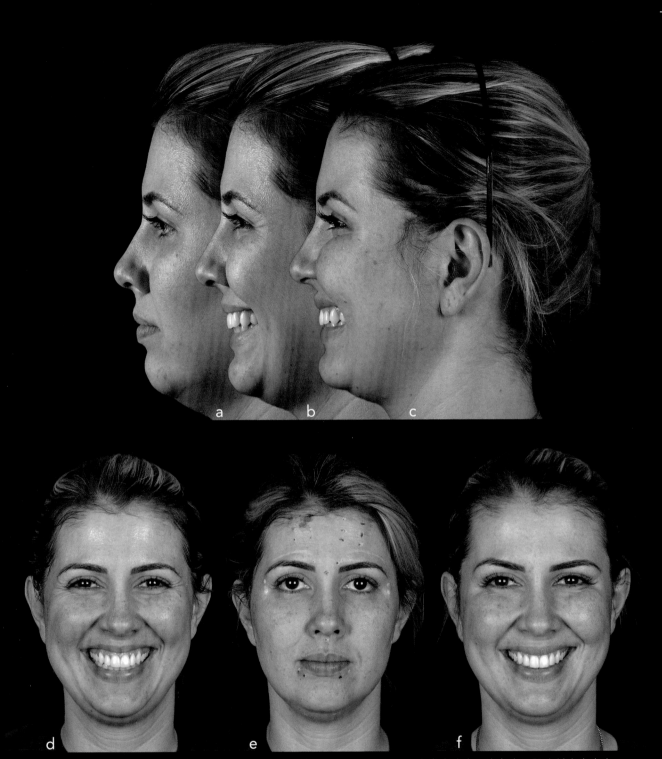

图2-19 （a～f）患者眼周的动态皱纹开始变成静态皱纹，因此需要应用肉毒毒素治疗。降鼻中隔肌注射肉毒毒素，以治疗露龈笑可进一步减少眼周皱纹。治疗结果显示动态皱纹明显减少

　　微笑时，下唇平面抬高，颧部也被抬高，从而将下睑向上推挤，眼睛闭合更多，这导致了眶周皱纹的形成。在本案例中，注射降鼻中隔肌后可减小前述运动幅度，改善露龈笑，减少上唇提升，最终减少眼尾皱纹。

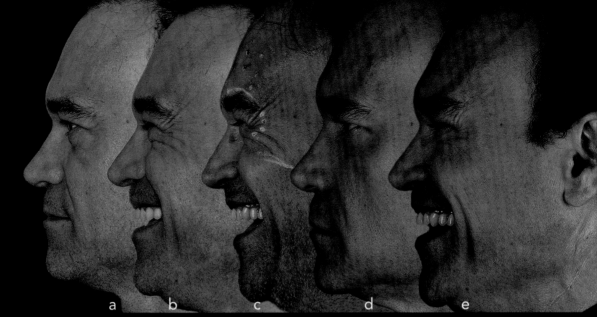

图2-20 （a~e）即使在面部放松时，患者的眶周皱纹仍然存在，因此需要应用肉毒毒素进行治疗，改善皱纹。（f、g）延长上颌前牙牙冠，使整个面部更纤长。（h、i）治疗前后微笑对比，治疗后更年轻

静态皱纹

　　静态皱纹是指面部肌肉处于静止状态时观察到的皱纹。运动较多区域更容易较早出现皱纹，应在动态皱纹变为静态皱纹之前进行治疗，治疗越早，效果越好。图2-20中的患者，两侧眼轮匝肌各注射1点，每点2U。

肉毒毒素如何帮助改善？
　　注射后眶外侧的眼轮匝肌的括约功能受限，从而，使微笑时的皮肤更光滑，使人看起来更年轻。

　　图2-20h、i为患者治疗前后对比。除了注射眼轮匝肌治疗眼周静态皱纹外，还需要注射额肌、降眉间肌和皱眉肌，使眉毛呈弓形而改变"忧愁脸"（见第四章）；注射咬肌作为磨牙症的辅助治疗和注射颈阔肌改善下颌缘轮廓，上颌前牙用假体修复延长、双侧咬肌注射后萎缩缩窄面部均可在视觉上延长面部。治疗后，眉尾呈弓形抬起可向上牵拉眶外侧皮肤，进一步抚平眶周皱纹。

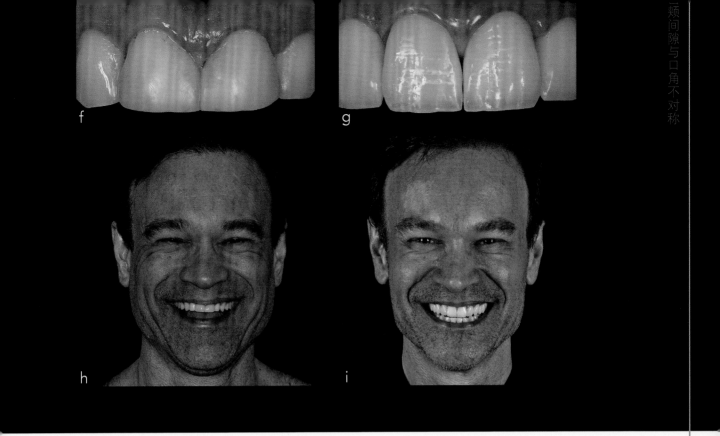

齿颊间隙与口角不对称

　　齿颊间隙是上颌第1磨牙颊面与颊黏膜之间的小间隙。标准情况下，两侧齿颊间隙应该是对称的，但有些原因也可能引起不对称，如：

- 肉毒毒素注射失败。
- 面瘫。
- 面肌痉挛。
- 上颌骨过宽或过窄（先天性或口腔治疗后遗症）。

　　注射咬肌前束时，药物扩散至笑肌时；注射眼轮匝肌时，药物扩散至颧大肌都会引起齿颊间隙不对称。

　　颊连合即口角。正常情况下，两侧口角应是平齐的。两侧口角不在同一水平时所需治疗的肌肉取决于上颌前磨牙的暴露情况。如果上唇覆盖前磨牙应注射降口角肌；如果存在前磨牙露龈笑，则应注射提口角肌。

　　如图2-21a患者齿颊间隙和口角不对称，可注射肉毒毒素进行治疗（图2-21b）。

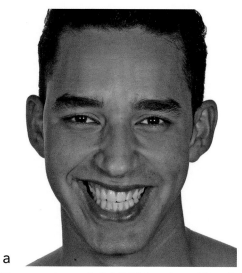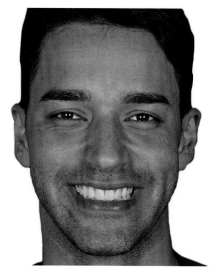

图2-21 （a、b）齿颊间隙和口角不对称，进行肉毒毒素治疗前后

下颌缘轮廓

下颌缘轮廓是一个重要的面部特征。下颌缘轮廓越清晰面部越美观。因此，临床检查时应注意颈部与下颌下区域的交界。自颏底至下颌角的线条应清晰可见，下颌缘轮廓不清晰会有衰老感。

下颌缘轮廓欠清晰的患者在治疗时应嘱其多次收缩颈部，如果能触及颈阔肌的运动，则应在此部位注射颈阔肌；如果未触及颈阔肌的活动，则可能是脂肪堆积，将导致肉毒毒素治疗无效。

> 肉毒毒素如何帮助改善？
>
> 功能亢进的颈阔肌过度收缩，会在颈部和下颌骨之间形成连接，使两者间的过渡模糊。注射肉毒毒素后，颈阔肌的肌力恢复正常，从而使下颌缘轮廓明显。

图2-22中患者下颌缘轮廓欠清晰，面部下垂。注射后颈阔肌的肌张力恢复正常，使下颌缘轮廓变得明显。

治疗措施：

1. 改善上面部的皱纹和矫正眉部对称性，并于每条亢进的颈阔肌束注射2点，每点3U。

2. 于口内注射颏肌，剂量为2U。

3. 颧部区域深部填充。

图2-22d：双下巴消失；b：下颌缘轮廓更清晰。在上面部，眉毛得以提升，面部外观更加平和（图2-22d）。

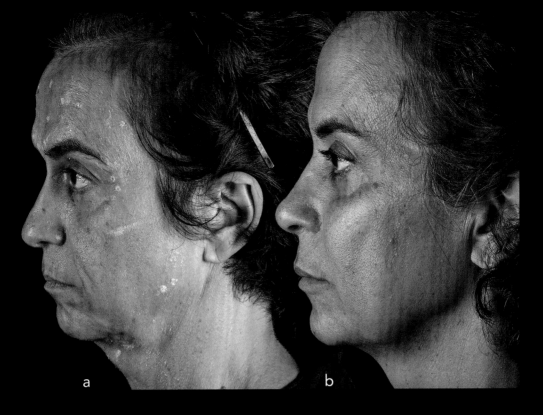

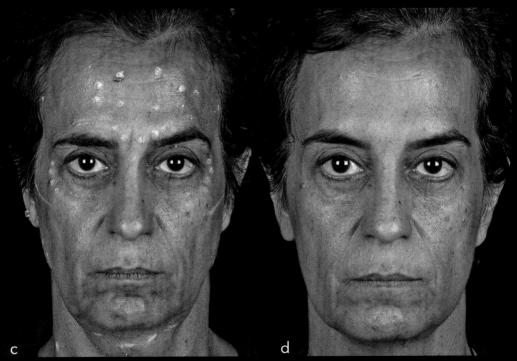

图2-22 （a~d）肉毒毒素治疗后下颌缘轮廓变清晰

肌肉亢进

在说话时，面部的各结构应在垂直方向和水平方向均对称。在社交上，不对称不仅是不美观的，也可能是疾病的征兆。因此，在临床检查中，应仔细观察在说话过程中是否存在下颌牙齿或牙龈暴露不充分或不对称的现象（见第四章）。如果观察到不对称现象，则应录制患者说话时的视频并导出画面，以确认诊断并制订治疗计划（图2-23a～c）。

说话时自发性不对称的原因包括Bell's征、半侧面肌痉挛、特发性疾病，或如图2-23所示的手术后遗症。在图2-23的病例中，患者进行了右侧下颌骨成釉细胞瘤切除术，尽管肿瘤是良性的，但手术损伤了右下牙槽神经支、面神经的下颌支和颈支，导致右下颌牙齿感觉异常，右侧降下唇肌、右侧降口角肌和右侧颈阔肌麻痹，进而导致对侧肌肉亢进。

> **肉毒毒素如何帮助改善？**
>
> 当一个或多个肌肉活动亢进时可导致不对称表现。应确定每一条参与不对称运动的肌肉，并将其纳入治疗计划。首次治疗应使用小剂量，如有必要，后续治疗可增加剂量，治疗后必须随访治疗效果，了解患者对治疗的反应，单侧高剂量可能造成比预期更严重的不良反应。基本的治疗原则是抑制无瘫痪侧的肌肉活动，使两边肌力相近。

治疗措施：

1. 因左侧下唇下降幅度更大，故于左侧降下唇肌注射2U。
2. 因患者在说话时挤压眼睛，所以于两侧眼轮匝肌处各注射2点，每点2U。
3. 左侧口角位置稍低，于左侧降口角肌注射1U。
4. 除了肌肉亢进，患者还有磨牙症，可于左侧咬肌注射2点和左侧颞肌注射1点，剂量分别为每点15U和每点5 U。因为右侧咬肌在手术中已分离，故无须进行注射治疗。

图2-23d：注射点位。a、e：治疗前后对比。

治疗效果涉及社交、功能和美学等方面：

- 社交性：治疗后，患者说话时不对称现象消失，这对患者的帮助很大，因为患者是一名口腔学教授。
- 功能性：磨牙症的控制是维护钛板固定术后颌骨剩余部分相互连接的关键措施。
- 美观性：通过放松眼轮匝肌使患者的外观变得柔和，改善了说话和微笑时牙齿的暴露度（未暴露下颌后牙）。

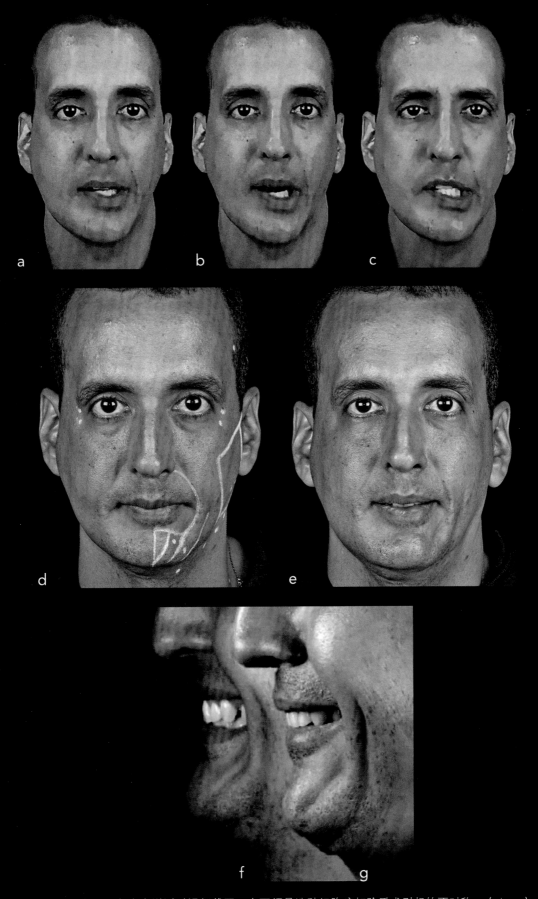

图2-23　（a~c）患者说话时视频截图：右下颌骨造釉细胞瘤切除手术引起的不对称。（d、e）注射后左面部不对称性得到改善。（f、g）治疗前后微笑对比

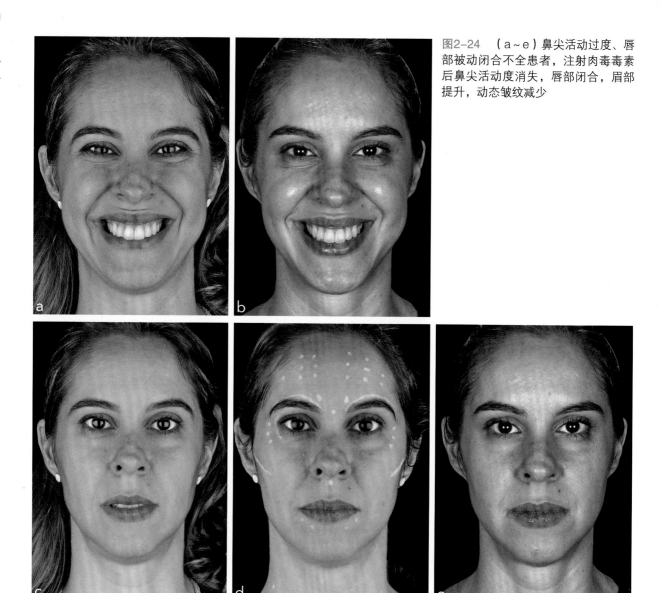

图2-24 （a~e）鼻尖活动过度、唇部被动闭合不全患者，注射肉毒毒素后鼻尖活动度消失，唇部闭合，眉部提升，动态皱纹减少

鼻尖活动度

　　说话时鼻尖活动度不应该太大。如果活动度过大，则可能是降鼻中隔肌功能亢进。注射肉毒毒素可以改善，但只有在存在露龈笑时才应注射。在这种情况下，肉毒毒素可以抑制降鼻中隔肌在上唇运动时下压鼻尖的作用（向下拉），从而消除露龈笑。如不进行注射，鼻尖会变低平或凹陷，上唇皮肤也可能出现横向皱纹。

　　在评估时，嘱患者发"M"音数次，鼻尖活动度较易被观察。当说话时鼻尖活动度过大，应考虑应用肉毒毒素注射治疗。

　　图2-24中的患者在说话时鼻尖活动度较大，此外，当肌肉放松时，此患者嘴唇被动闭合不全（图2-24c），且只有在口轮匝肌和颏肌收缩时嘴唇才能完全闭合。像这种只能通过肌肉收缩闭合嘴唇的患者的唇形会从圆形变为扁平。

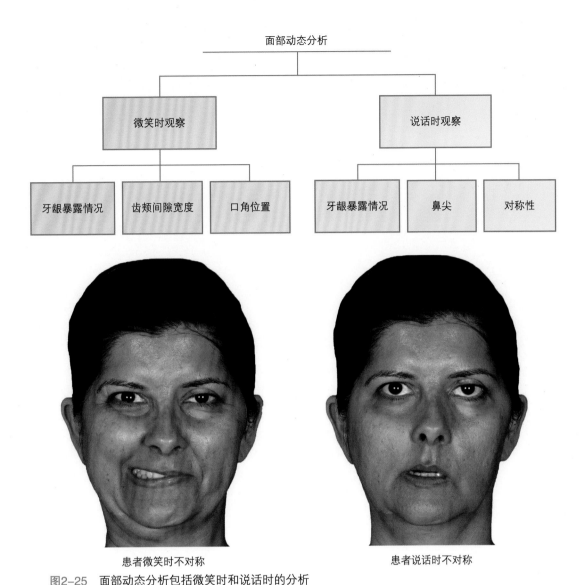

图2-25　面部动态分析包括微笑时和说话时的分析

治疗措施：

1. 因发"M"音时鼻尖活动过度和唇部被动性闭合不全，于降鼻中隔肌注射2U。

2. 于颈阔肌注射10点来改善双下巴，每点1U。

3. 于下唇口轮匝肌注射4点来恢复下唇的容积和形态，每点1U。肉毒毒素使口轮匝肌减容。

　　同时注射上面部以提升眉部和减少动态皱纹（见第四章中的临床实例）。图2-24b、e：最终治疗结果：患者唇部可被动闭合，说话时鼻尖活动度减小，露龈笑和双下巴消失，上面部皱纹减少和唇部形态得到改善。

　　图2-25总结了面部的动态变化。

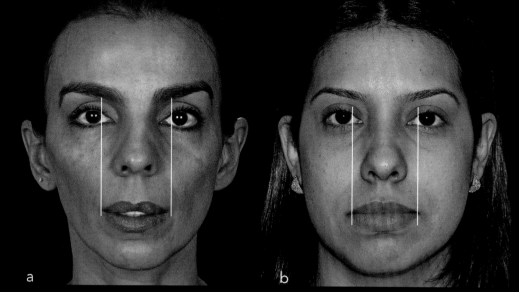

图2-26 （a）嘴部与面部的宽度比例协调：口角位于虹膜切线上。（b）嘴在面部占据主导地位，放松时口角位于虹膜切线外侧

下颌及齿颊间隙宽度

在面部放松状态下，可以通过画一条与虹膜相切的垂直线来评估嘴部的宽度（图2-26）：

• 如果垂线位于口角外侧，则嘴部的宽度较窄，或相对于面部稍小。

• 如果垂线经过口角，则嘴部的宽度与面部成标准比例（图2-26a）。

• 如果垂线位于口角内侧，则嘴部的宽度略宽，在面部占主导地位（图2-26b）。

医生可以利用此标准来评估放松时口角的对称性，并决定是否需要改变肌肉的张力来纠正这些不对称性。修复医生和正畸医生可以利用评估结果来确定中切牙牙冠的理想宽度：对于相对狭窄的嘴部，牙冠宽度应为最小平均值（女性8.3mm，男性8.6mm）；当嘴部与面部成标准比例时，牙冠宽度应为平均值（女性8.6mm，男性8.9mm）；而在较宽的嘴部，中牙冠宽度应为最大平均值（女性8.9mm，男性9.2 mm）。

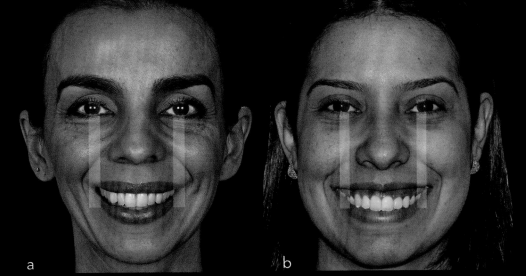

图2-27　（a）下颌宽度相对于此患者的脸形的比例是标准的；矩形的内侧线刚好接触上颌第1磨牙，矩形中的黑色暗区为齿颊间隙、矩形的外侧线经过口角，微笑的幅度是适当的。（b）上颌骨过宽：第1磨牙位于矩形内且在矩形区域内无齿颊间隙；微笑时口角过分外扩，口角超出了矩形的外侧线

　　微笑时下颌的宽度、齿颊间隙的宽度和口角的运动幅度可以用虹膜内侧至瞳孔外侧间的距离来评估，评估时于虹膜内侧至瞳孔外侧间画一个矩形（图2-27）：

- 如果矩形内侧线正好经过上颌第1磨牙的颊侧面（此牙不能在矩形内），上颌弓的宽度与面部的宽度为标准比例（图2-27a）。
- 如果矩形内有黑色区域，则齿颊间隙的位置是标准的。若无，可考虑行颊脂肪垫摘除术。
- 如果矩形的外侧线刚好经过口角，微笑时口角的运动幅度是标准的。

　　医生可根据此标准来评估微笑时口唇的对称性，并决定是否需要纠正运动过度的肌肉。正畸医生或外科医生也可根据齿颊间隙与上颌第1磨牙的位置关系来确定上颌弓的理想宽度。如果没有齿颊间隙，外科医生应评估颊脂垫厚度，在制作蜡牙时确定后牙的位置，并选择正确的贴面厚度来调整上颌弓宽度。

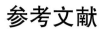

参考文献

[1] Casaglia A, De Dominicis P, Arcuri L, Gargari M, Ottria L. Dental photography today. Part 1: Basic concepts. Oral Implantol (Rome) 2016;8:122–129.

[2] Ricketts RM. The biologic significance of the divine proportion and Fibonacci series. Am J Orthod 1982;81:351–370.

[3] Dierkes JM. The beauty of the face: An orthodontic perspective. J Am Dent Assoc 1987;special issue:89E–95E [erratum 1988;116:614].

[4] Parekh SM, Fields HW, Beck M, Rosenstiel S. Attractiveness of variations in the smile arc and buccal corridor space as judged by orthodontists and laymen. Angle Orthod 2006;76:557–563.

[5] Ker AJ, Chan R, Fields HW, Beck M, Rosenstiel S. Esthetics and smile characteristics from the layperson's perspective: A computer-based survey study. J Am Dent Assoc 2008;139:1318–1327.

[6] Gul-e-Erum, Fida M. Changes in smile parameters as perceived by orthodontists, dentists, artists, and laypeople. World J Orthod 2008;9:132–140.

[7] Kokich VO Jr, Kiyak HA, Shapiro PA. Comparing the perception of dentists and lay people to altered dental esthetics. J Esthet Dent 1999;11:311–324.

[8] Kokich VO, Kokich VG, Kiyak HA. Perceptions of dental professionals and laypersons to altered dental esthetics: Asymmetric and symmetric situations. Am J Orthod Dentofacial Orthop 2006;130:141–151.

[9] Suzuki L, Machado AW, Bittencourt MAV. An evaluation of the influence of gingival display level in the smile esthetics. Dental Press J Orthod 2011;16:37–39.

[10] Nascimento DC, Dos Santos ER, Machado AW, Bittencourt MAV. Influence of buccal corridor dimension on smile esthetics. Dental Press J Orthod 2012;17:145–150.

[11] Correa BD, Bittencourt MAV, Machado AW. Influence of maxillary canine gingival margin asymmetries on the perception of smile esthetics among orthodontists and laypersons. Am J Orthod Dentofacial Orthop 2014;145:55–63.

[12] Machado AW, Moon W, Campos E, Gandini LG Jr. Influence of spacing in the upper lateral incisor area on the perception of smile esthetics among orthodontists and laypersons. J World Fed Orthod 2013;2:169–174.

[13] Rosenstiel SF, Rashid RG. Public preferences for anterior tooth variations: A web-based study. J Esthet Restor Dent 2002;14:97–106.

[14] Bukhary SM, Gill DS, Tredwin CJ, Moles DR. The influence of varying maxillary lateral incisor dimensions on perceived smile esthetics. Br Dent J 2007;203:687–693.

[15] Wolfart S, Thormann H, Freitag S, Kern M. Assessment of dental appearance following changes in incisor proportions. Eur J Oral Sci 2005;113:159–165.

[16] King KL, Evans CA, Viana G, BeGole E, Obrez A. Preferences for vertical position of the maxillary lateral incisors. World J Orthod 2008;9:147–154.

[17] Menezes EBC, Bittencourt MAV, Machado AW. Do different vertical positions of maxillary central incisors influence smile esthetics perception? Dental Press J Orthod 2017;22:95–105.

[18] Farkas LG. Anthropometry of the Head and Face, ed 2. New York: Raven, 1994:1–77.

[19] Ward DH. Proportional smile design using the recurring esthetic dental (red) proportion. Dent Clin North Am 2001;45:143–154.

[20] Sandeep N, Satwalekar P, Srinivas S, Reddy CS, Reddy GR, Reddy BA. An analysis of maxillary anterior teeth dimensions for the existence of golden proportion: Clinical study. J Int Oral Health 2015;7:18–21.

[21] Fornaziero CC, Souza MHS Jr. Odontologia estética: Estudo das dimensões e formas dos incisivos superiores. JBD, Rev Íbero-Am Odontol Estét Dent Oper 2003;2:291–300.

[22] Bogucki ZA, Kownacka M. Clinical aspects of the use of botulinum toxin type A in the treatment of the masticatory system. Adv Clin Exp Med 2016;25:569–573.

[23] De la Torre Canales G, Câmara-Souza MB, do Amaral CF, Garcia RC, Manfredini D. Is there enough evidence to use botulinum injections for bruxism management? A systematic literature review. Clin Oral Investig 2017;21:727–734.

[24] Viazis AD. Avaliação do tecido mole. In: Atlas de Ortodontia: Princípios e aplicações clínicas. São Paulo: Santos, 1996:49.

[25] Suguino R, Ramos AL, Terada HH, Furquim LZ, Maeda L, Filho OGS. Análise facial. Dental Press de Ortopedia Maxilar 1996;1:86–107.

[26] Arnett GW, Bergman RT. Facial keys to orthodontic diagnosis and treatment planning—Part II. Am J Orthod Dentofacial Orthop 1993;103:395–411.

[27] Fradeani M. Análise estética: Uma abordagem sistemática para o tratamento protético. São Paulo: Quintessence, 2006.

[28] Shivhare P, Shankarnarayan L, Basavaraju SM, Gupta A, Vasan V, Jambunath U. Intercanine width as a tool in two dimensional reconstruction of face: An aid in forensic dentistry. J Forensic Dent Sci 2015;7:1–7.

[29] Kim HS, Yun PY, Kim YK. A clinical evaluation of botulinum toxin-A injections in the temporamandibular disorder treatment. Maxillofac Plast Reconstr Surg 2016;38:5.

[30] Patel AA, Lerner MZ, Blitzer A. IncobotulinumtoxinA injection for temporomandibular joint disorder. Ann Otol Rhinol Laryngol 2017;126:328–333.

[31] von Lindern JJ, Niederhagen B, Bergé S, Appel T. Type A botulinum toxin in the treatment of chronic facial pain associated with masticatory hyperactivity. J Oral Maxillofac Surg 2003;61:774–778.

[32] Guarda-Nardini L, Manfredini D, Salamone M, Salmaso L, Tonello S, Ferronato G. Efficacy of botulinum toxin in treating myofascial pain in bruxers: A controlled placebo pilot study. Cranio 2008;26:126–135.

[33] Bjørnland T, Gjaerum AA, Møystad O. Osteoarthritis of the temporomandibular joint: An evaluation of the effects and complications of corticosteroid injections compared with injection with sodium hyaluronate. J Oral Rehabil 2007;34:583–589.

[34] Connelly ST, Myung J, Gupta R, et al. Clinical outcomes of Botox injections for chronic temporomandibular disorders: Do we understand how Botox works on muscle, pain, and the brain? Int J Oral Maxillofac Surg 2017;46:322–327.

[35] Keenan JR. Unclear results for the use of botulinum toxin therapy for TMD pain. Evid Based Dent 2015;16:122.

[36] Ludlow CL, Hallett M, Rhew K, et al. Therapeutic use of type F botulinum toxin. N Engl J Med 1992;326:349–350.

[37] Subtelny JD. A longitudinal study of soft tissue facial structures and their profile characteristics, defined in relation to underlying skeletal structures. Am J Orthod Dentofacial Orthop 1959;45:381–507.

[38] Schlessinger J, Gilbert E, Cohen JL, Kaufman J. New uses of abobotulinumtoxinA in aesthetics. Aesthet Surg J 2017;37(suppl 1):S45–S58.

[39] Sapra P, Demay S, Sapra S, Khanna J, Mraud K, Bonadonna J. A single-blind, split-face, randomized, pilot study comparing the effects of intradermal and intramuscular injection of two commercially available botulinum toxin A formulas to reduce signs of facial aging. J Clin Aesthet Dermatol 2017;10:34–44.

[40] Jabbour SF, Kechichian EG, Awaida CJ, Tomb RR, Nasr MW.

Botulinum toxin for neck rejuvenation: Assessing efficacy and redefining patient selection. Plast Reconstr Surg 2017;140:9e–17e.

[41] Gassia V, Beylot C, Béchaux S, Michaud T. Botulinum toxin injection techniques in the lower third and middle of the face, the neck and the décolleté: The "Nefertiti lift" [in French]. Ann Dermatol Venereol 2009;136(suppl 4): S111–S118.

[42] Levy PM. Neurtotoxins: Current concepts in cosmetic use on the face and neck—Jawline contouring/platysma brands/necklace lines. Plast Reconstr Surg 2015;136(5, suppl):80S–83S.

[43] Cooper L, Nduka C. Botulinum toxin treatment for facial palsy: A systematic review. J Plast Reconstr Aesthet Surg 2017;70:833–841.

[44] Sahan A, Tamer F. Restoring facial symmetry through non-surgical cosmetic procedures after permanent facial paralysis: A case report. Acta Dermatovenerol Alp Pannonica Adriat 2017;26:41–42.

[45] Kouwenhoven ST, van Kester MS, Genders RE. The wingman flap: Bilateral closure of a supra-tip defect of the nose. J Am Acad Dermatol 2017;76:e57–e58.

参考文献

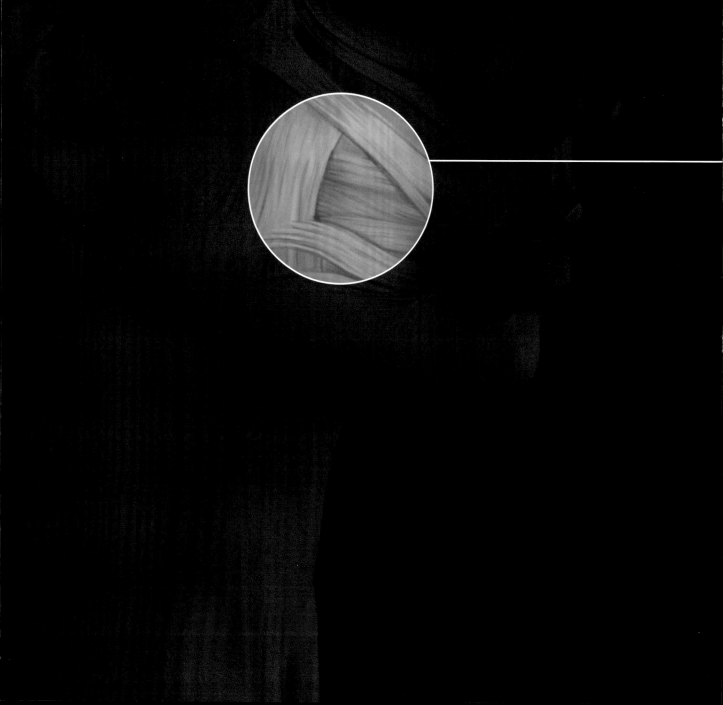

第三章

肌肉解剖及
注射技术

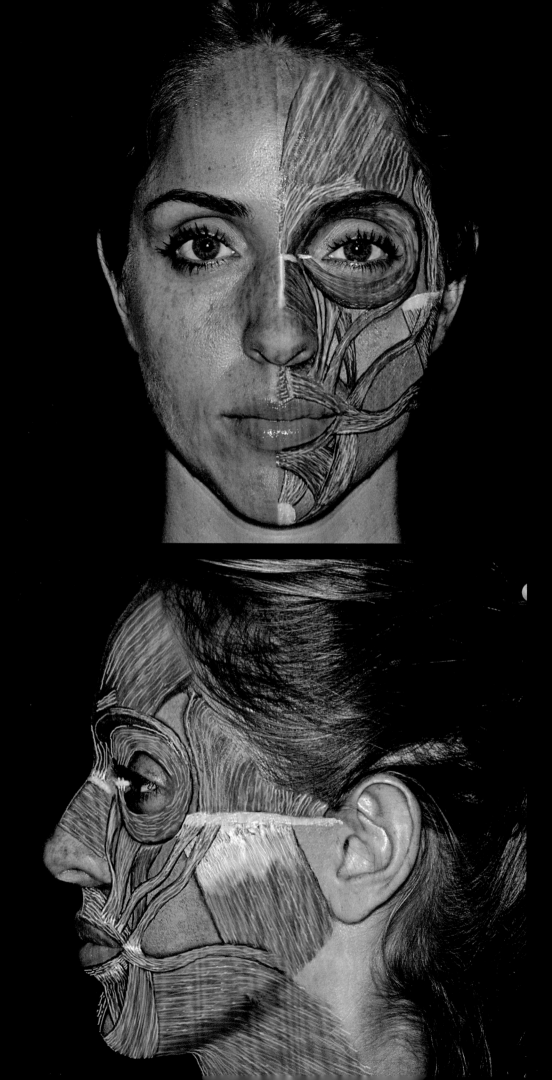

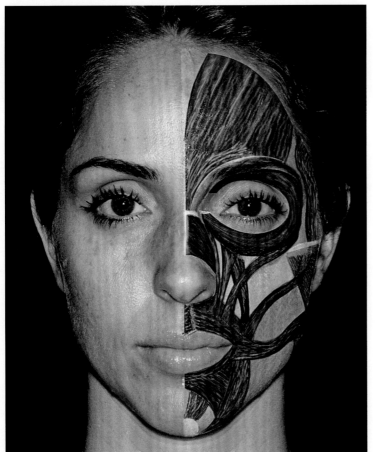

肉毒毒素的作用点位为肌肉，所以注射医生需掌握面部每一条肌肉的位置与深度。掌握了肌肉的解剖知识后，注射医生可以在志愿者的脸上绘制出每条肌肉，并可以此练习和掌握解剖知识（图3-1）。通过面部表情、触诊及面部美学标志可判断肌肉的准确位置（表3-1）。

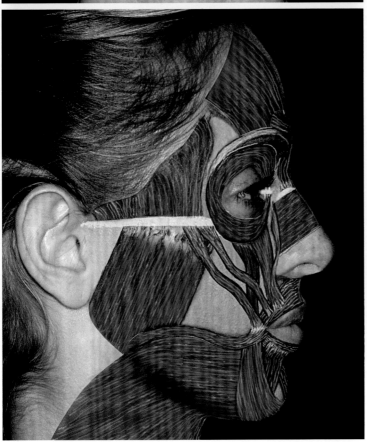

QD3

扫描目录页二维码，可观看操作视频。

所有肌肉注射点均在本章中进行说明。

图3-1　面部肌肉

表3-1　面部肌肉定位方法

面部表情	触诊	美学标志
面部表情肌表面无筋膜覆盖，它们起自或直接止于皮肤，在收缩时可牵拉皮肤。为明确表情肌的位置可让患者做特定的表情 肌肉：额肌、降眉间肌、皱眉肌、眼轮匝肌、鼻肌、口轮匝肌、降口角肌、颈阔肌	咀嚼肌表面覆盖筋膜而且与皮肤隔离，所以不会引起皱纹和/或形态。肌肉收缩时，可触诊到肌肉大小 肌肉：颞肌、咬肌、降口角肌（触诊为辅助方法）	有些肌肉不能通过触诊或面部表情而明确。在骨骼和其他解剖结构上做标记可以帮助我们更好地进行定位，同时绘制出美学标志以明确肌肉的位置 肌肉：降鼻中隔肌、提上唇鼻翼肌、提上唇肌、提口角肌、颧大肌、颧小肌、颏肌

肉毒毒素影响面部肌肉的作用机制

　　一些肌肉是以功能来命名的，所以可以简单理解为，肉毒毒素对这些肌肉的作用就是与肌肉名称相反的作用。例如，降下唇肌注射肉毒毒素后，降下唇肌肌肉的力量会减弱，下拉的程度减轻，最终使下唇的水平位置提升（如图3-2所示案例）。

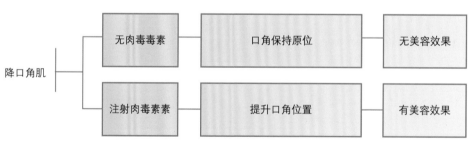

图3-2　肉毒素素对降口角肌的作用

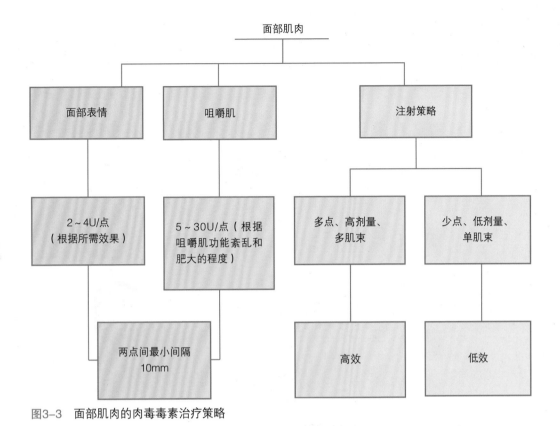

图3-3　面部肌肉的肉毒毒素治疗策略

注射剂量

注射时，初级医生的普遍疑问就是每条肌肉所需的合适剂量。有效的解决方法是根据肌肉的类型规划注射剂量。面部肌肉分为两种类型：咀嚼肌和表情肌。咀嚼肌由于其强大的功能而更粗大、更长、更强壮，所以需要较大注射剂量；而表情肌与之相反，它们的功能只是牵拉皮肤，因而肌肉更薄、更短，力量也较弱，细小薄弱的，只需要较小注射剂量。

注射剂量并不是确切固定的一个剂量，而是平均剂量。每位患者的注射剂量取决于注射前的诊断，如因粗大的降眉间肌而产生明显的静态皱纹，则较合适的剂量为4U；相反的，细小的降眉间肌，只有引起的动态皱纹，2U肉毒毒素就足够了。

另一个注射要点是将肉毒毒素注射于每条肌束内。例如，咬肌分为3部分：浅层束、中间束和深层束，较为合理的注射剂量为每侧20U可用于整块肌肉，但如果只在中间束注射2点，每点10U，只会减弱部分肌肉的力量。为使用相同的剂量和注射点来增加注射效果，最为合理的方法是在中间束和深层束分别注射10U。

图3-3总结了各类肌肉的注射剂量和不同效果的注射策略。

1. 枕额肌（额肌）

解剖和位置

功能：抬眉，参与形成"惊讶"的表情。

位置：额部。

起点：起于眉弓处皮肤，肌纤维与降眉间肌、皱眉肌和眼轮匝肌相混合。

止点：止于帽状腱膜。

肌纤维：垂直向上走行，与垂直方向呈30°夹角。

皱纹：水平方向，平行于前额。

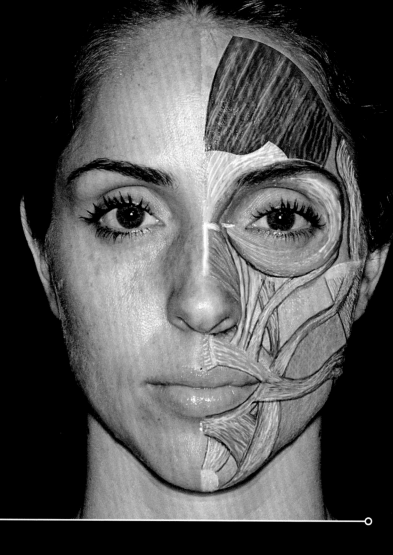

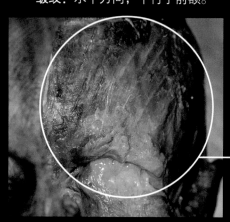

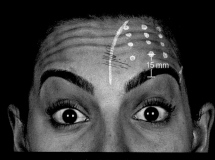

矫正额纹但不提升眉部

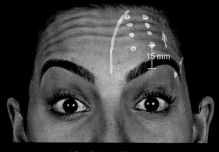

矫正额纹和提升眉部

定位与标记

矫正额纹而不需要提升眉部时的标记点：

1. 嘱患者抬眉做"惊讶"的表情。

2. 在内眦、瞳孔中线、外眦垂直线上每条抬头纹的最高点标记3个点。

提升眉部时的标记点：

标记方法同上，但在外眦垂直线上不做注射，在此处注射，眉尾会被提升。

进一步提升眉部时的标记点：

标记方法同上，并在眉尾下方增加1点以放松额肌的拮抗肌——眼轮匝肌，使眉部得到提升。

⚠️ 注射点要距离眶上缘15mm以上，以避免药物扩散至上睑提肌而引起眼睑下垂。

肉毒毒素注射步骤

额肌的肉毒毒素注射方法

适应证	• 矫正额纹 • 调整眉毛位置 • 提升眉部以突出三角形脸形和拉长面部 • 提升眉部可能减轻上睑下垂 • 调整两侧眉部的对称性		
禁忌证	• 极度的三角形脸形 • 不能接受眉毛呈弓形的患者 • 药物说明书上提示的禁忌证		
注意事项	额部中线上无肌纤维，避免在此处注射		
建议剂量/点	**Botox** 2U、3U或4U	**Dysport** 6U、9U或12U	**Xeomin** 2U、3U或4U
注射区域	每条皱纹最高点的肌腹处		
针头	长度 8 mm	进针方向 与皮肤成45° 进针	注射深度 针头没入1/3

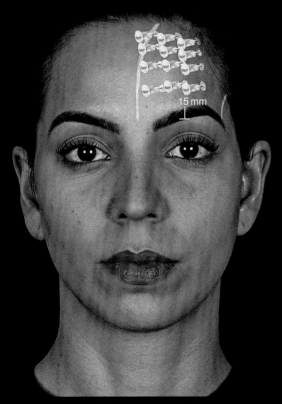
矫正额纹不需提升眉部

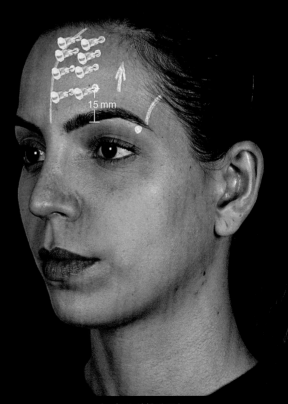
矫正额纹并提升眉部

2. 颞肌

解剖和位置

功能：咀嚼和说话时移动下颌骨，以比咬肌小的肌力参与上提下颌骨。现在人们对颞肌功能达成的共识是：颞肌不仅可以上提下颌骨，还可以移动下颌骨。

位置：位于颞部。

起点：起于颞窝。

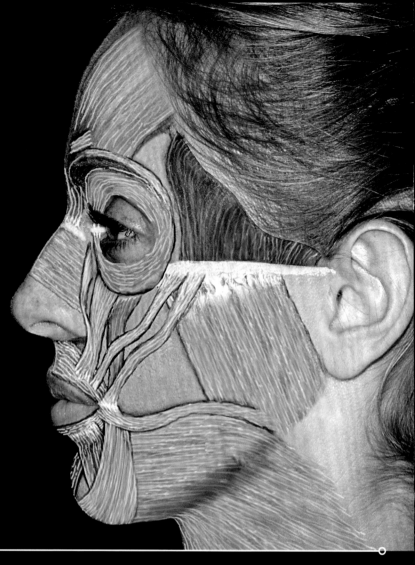

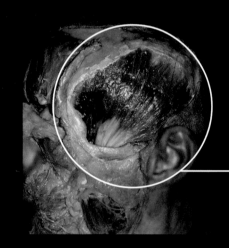

止点：止于下颌骨冠状突。

肌纤维：前束（垂直方向）上提下颌骨，后束（扇形方向）收缩下颌骨。

皱纹：颞肌表面有筋膜结构，不参与皱纹的形成。

定位与标记

1. 嘱患者反复咬紧和放松牙齿，在触及颞肌最膨隆处标记第1点，颧弓上缘为可触及的颞肌下极。
2. 对于严重咀嚼肌功能紊乱的患者，需在第1点的前方再标记1点，以放松上提下颌骨的垂直肌束。

观察：在一些案例里，第1点需标记在发际线内。

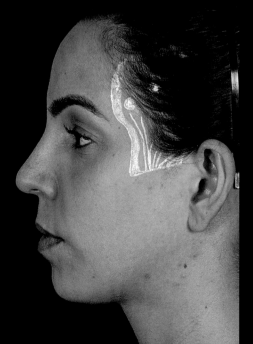

⚠ 避免注射到收缩下颌骨的颞肌后侧束，因为它在咀嚼肌功能紊乱的联合治疗中并不起重要的作用。

肉毒毒素注射步骤

颞肌的肉毒毒素注射方法

适应证	· 替牙期伴有严重的咀嚼肌功能紊乱患者 · 正中磨牙症、外周磨牙症、白日磨牙症、夜间磨牙症和中重度磨牙症的辅助治疗		
禁忌证	· 无咀嚼肌功能紊乱者 · 小于12岁或患有轻中度咀嚼肌功能紊乱者只可注射咬肌进行治疗，咬肌是最强大的咀嚼肌 · 药物说明书上提示的禁忌证		
注意事项	当在颞部无毛发皮肤处注射时，可能会损伤到颞浅动脉的分支而出现瘀青，所以在颞部有毛发的头皮区内注射可以遮挡可能出现的瘀青		
建议剂量/点	Botox 5U	Dysport 15U	Xeomin 5U
注射区域	咬合时在颞部发际内外较突出的区域		
针头	长度 8mm	进针方向 垂直进针	注射深度 1/2针头

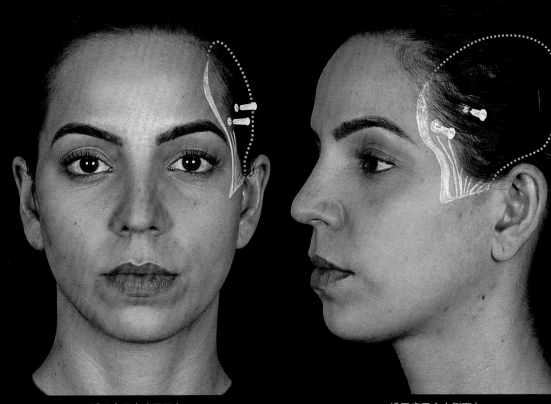

矫正磨牙症（正面）   矫正磨牙症（侧面）

3. 降眉间肌

解剖和位置

功能：下拉眉内侧皮肤，参与形成"担忧、集中注意力"的表情。

位置：位于眉间。

起点：起于鼻骨的下部、鼻外侧软骨的上部。

止点：止于额部和眉间皮肤。

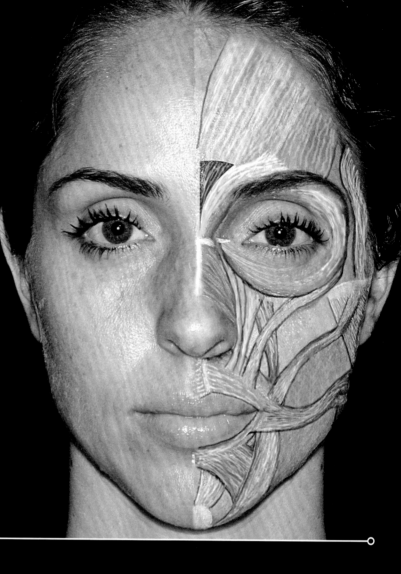

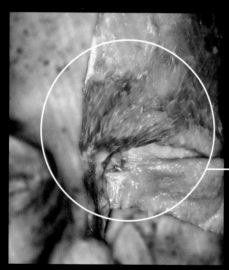

肌纤维：与眼轮匝肌相连，呈纵向扇形。

皱纹：鼻根横向皱纹。

定位与标记

1. 嘱患者做"生气"的表情，下拉眉内侧皮肤，使之向鼻部集中。

2. 在鼻根部皮肤横行皱纹的最深处画1条横线，为降眉间肌可视的下界。

3. 降眉间肌两侧边界为因皱眉肌而形成的2条眉间纵向皱纹。皱眉肌与降眉间肌为协同肌肉。

4. 注射点为皮肤最高点。

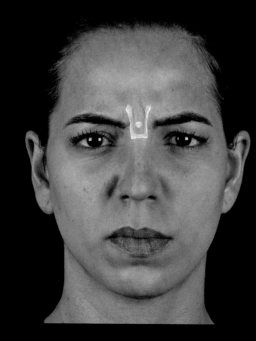

⚠️ 注射时，针头应穿过眉间脂肪垫到达肌肉层内，否则药物渗透不到肌肉层。针头应没入皮肤4mm。

肉毒毒素注射步骤

降眉间肌的肉毒毒素注射方法

适应证	• 矫正鼻根部横向皱纹 • 矫正"愤怒"时出现的皱纹 • 调整内侧眉毛的位置
禁忌证	• 眉毛的位置体现出"遗憾"的表情（如眉内侧位置高于外侧）时 • 药物说明书上提示的禁忌证
注意事项	眉间纹的治疗不只是注射降眉间肌，还需注射皱眉肌

建议剂量/点	Botox 4U或2U /点，注射2点	Dysport 10U或5U/点，注射2点	Xeomin 4U或2U/点，注射2点

注射区域	一点法定位于面中线上的降眉间肌肌腹。在少数病例里，中线上无肌纤维而出现凹陷，需在中线两侧各注射1点

针头	长度 8mm	进针方向 垂直进针	注射深度 1/2针头

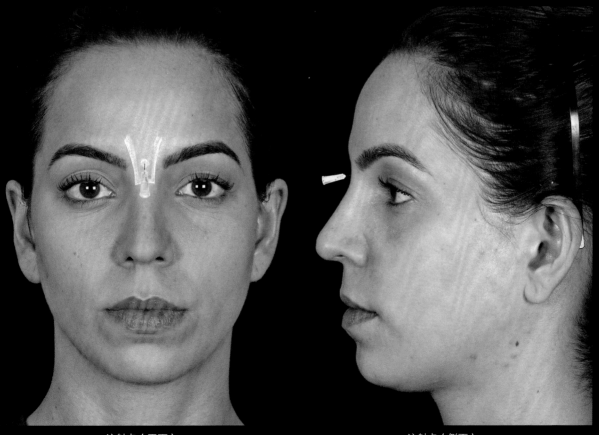

注射点（正面）　　　　　　　　　　　　　　注射点（侧面）

4. 皱眉肌

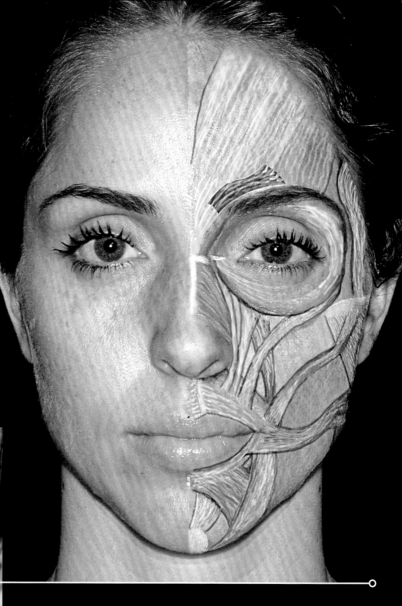

解剖和位置

功能：将眉内侧向内下拉向对侧，形成"担忧"的表情；并与降眉间肌和眼轮匝肌共同参与眼裂的用力闭合。

位置：位于眉部的内侧，眉毛的上方，插入额肌和眼轮匝肌的深面。

起点：起于眶上缘内侧的额骨鼻部。

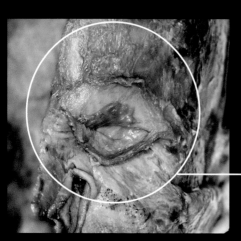

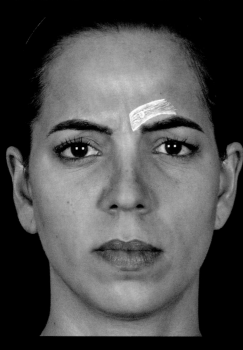

止点：止于眉部皮肤深层和帽状腱膜。

肌纤维：肌纤维呈斜外上方走行。

皱纹：位于眉间和眶内上侧的垂直皱纹，皱眉时，皱眉肌牵拉降眉间肌引起眉间纵向皱纹，即"川字纹"。

定位与标记

1. 嘱患者做"愤怒"的表情，使眉头向对侧集中。
2. 纵向皱纹的内侧线为皱纹肌的内侧边界。
3. 肌肉的上下缘并不需要标记，因为它们与眉毛的宽度相似。
4. 纵向皱纹外皮肤隆起最高点处标记1点。

⚠️ 注射点越向外侧，越靠近上睑提肌，注射后出现上睑下垂的可能性就越高。

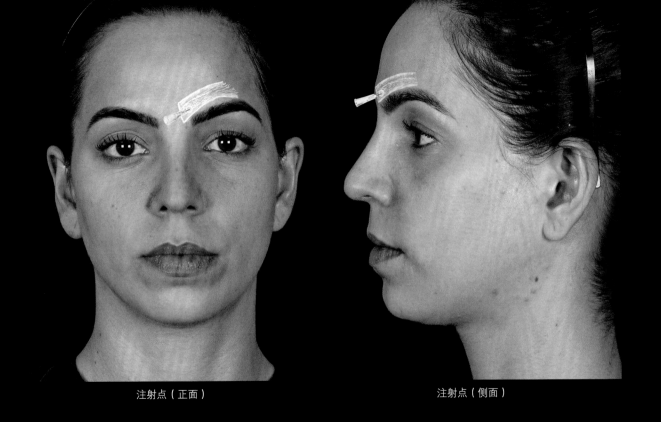

注射点（正面）　　　　　　　　　　　　　　注射点（侧面）

6

5. 眼轮匝肌

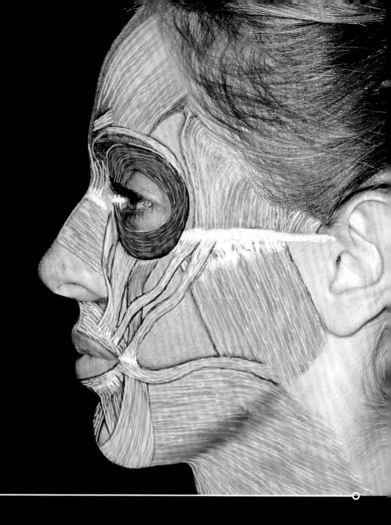

解剖和位置

功能：睑部眼轮匝肌和眶部眼轮匝肌的括约作用可闭合眼裂；睑部眼轮匝肌引起瞬目，泪囊部眼轮匝肌可扩张泪囊，引流泪液。

位置：环绕在眼睛周围。

起点：眶部眼轮匝肌起于上颌骨额突的鼻部、内侧眼角和睑内侧韧带；睑部眼轮匝肌起于睑内侧韧带；泪囊部眼轮匝肌起自泪后嵴的深面。

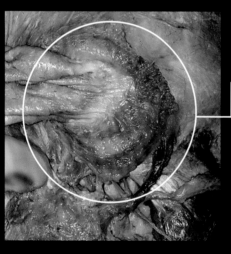

止点：眶部眼轮匝肌止于眼部、额部和颊部的皮肤；睑部眼轮匝肌止于睑外侧缝和睑外侧韧带；泪囊部眼轮匝肌覆盖泪小管、泪囊、泪腺、额骨和眉间皮肤。

肌纤维：椭圆环形。

皱纹：外眦皱纹、眶周的皱纹即"鱼尾纹"。

定位与标记

1. 嘱患者保持微笑。

2. 在眼周皱纹的最高点标记1点或多点，皱纹的多少决定了注射点的数量，注射点沿眶周外侧呈放射状分布。每点间隔10mm，可使药物有效均匀地扩散至肌肉内。需保证注射点距眶外缘10mm以上，以避免药物扩散至外直肌、上斜肌和下斜肌而影响眼球的运动。

3. 最低注射点需距离颧弓上缘10mm以上，以避免药物扩散至颧大肌。

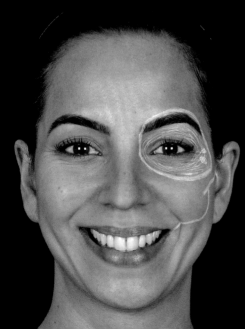

⚠️ 注射下睑时可能会使肌力减弱而引起睑球分离和睑外翻，进而出现溢泪和角膜刺激症状。

肉毒毒素注射步骤

眼轮匝肌的肉毒毒素注射方法

适应证	· 矫正外眦和眶外侧的皱纹即"鱼尾纹" · 调整眉毛的位置
禁忌证	药物说明书上提示的禁忌证
注意事项	注射区域因靠近颞眶动脉而容易引起瘀青 眼轮匝肌是额肌的拮抗肌，在眉尾下方设1个注射点，可放松眼轮匝肌，使眉毛形状趋于弓形

建议剂量/点	Botox 2~4U	Dysport 6~12U	Xeomin 2~4U

注射区域	眶缘外10mm		

针头	长度 8mm	进针方向 倾斜45°	深度 1/3针头

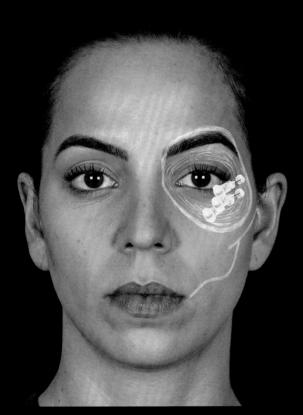

注射点（正面）

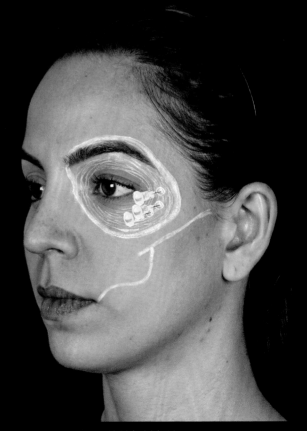

注射点（侧面）

6. 鼻肌（横部）

解剖和位置

功能： 压缩鼻部，轻度降低鼻尖。

位置： 鼻背部。

起点： 起于上颌侧切牙和尖牙的牙槽嵴。

止点： 止于鼻腱膜。

肌纤维： 横向、向下及向侧方走行至面中线。

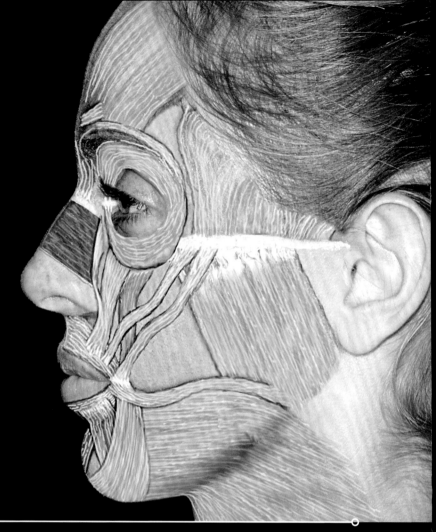

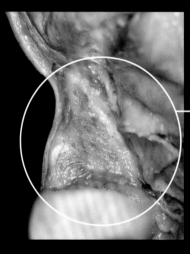

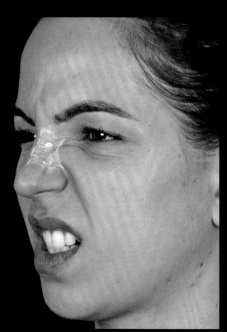

皱纹： 垂直于肌纤维的方向，即"兔纹"。提上唇鼻翼肌也参与了"兔纹"的形成。

定位与标记

1. 标记鼻背的中线。
2. 嘱患者保持大笑以产生皱纹。
3. 在两侧皱纹最高点标记注射点，皱纹较多时，每条皱纹上标记1点。注射点尽量靠近鼻中线，避免注射药物扩散至提上唇鼻翼肌。

⚠ 注射时偏内侧和上方，避免药物扩散至提上唇鼻翼肌，引起笑时上唇上提无力。

鼻肌的肉毒毒素注射方法

适应证	• 矫正鼻背动态横纹 • 矫正鼻背静态横纹 • 矫正露龈笑		
禁忌证	药物说明书上提示的禁忌证		
注意事项	若注射上面部或矫正露龈笑时没有注射鼻肌，鼻背部皱纹会代偿性增多；明显提示患者曾进行肉毒毒素治疗。因此，若患者笑时鼻背部已经出现明显的皱纹，鼻肌也需注射		
建议剂量/点	**Botox** 1U	**Dysport** 3U	**Xeomin** 1U
注射区域	每侧肌腹各注射1~2点，注射点在皮肤最高处		
针头	**长度** 8mm	**进针方向** 平行于皮肤	**深度** 注射针孔没入皮肤

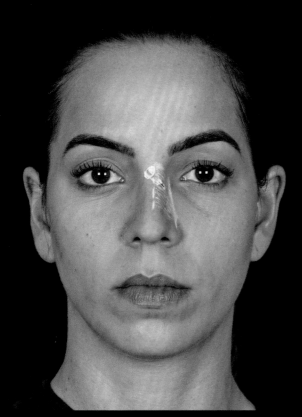

注射点（正面）

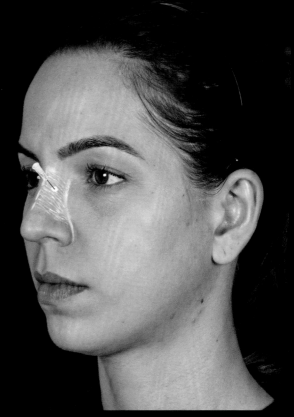

注射点（侧面）

鼻肌的肉毒毒素注射方法

7. 降鼻中隔肌

解剖和位置

功能：下拉鼻中隔，缩窄鼻孔。

位置：鼻小柱下方。

起点：起于上颌骨中切牙上方的切牙窝。

止点：止于鼻中隔软骨和鼻翼的背部。

肌纤维：纵向。

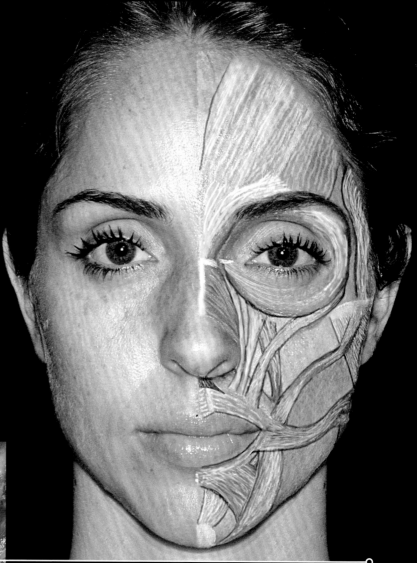

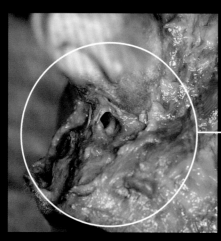

皱纹：靠近鼻中隔基底部的上唇横向皱纹。

定位与标记

1. 降鼻中隔肌并不能利用面部表情和触诊来定位，需要利用面部美学标志来确定位置。
2. 鼻小柱与上唇交界的鼻唇角

⚠ 降鼻中隔肌注射肉毒毒素后虽然会抬高鼻尖，但也会降低上唇，覆盖部分前上侧牙冠，这样很不美观。所以只在矫正上颌露龈笑时才注射降鼻中隔肌。

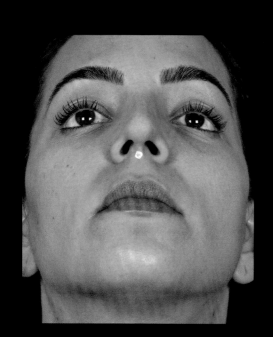

- 矫正上唇微笑时出现的水平皱褶
- 露龈笑时上唇中点高于口角

禁忌证	・无露龈笑 ・药物说明书上提示的禁忌证
注意事项	注射时疼痛较剧烈，因此应在最后注射以消除前期注射带来的恐惧感 注射至软骨的中央时疼痛剧烈且无作用

建议剂量/点	Botox 2U、3U或4U	Dysport 6U、9U或12U	Xeomin 2U、3U或4U
注射区域	鼻唇角		

针头	长度 8mm	进针方向 与皮肤成70°	深度 针头全部没入皮肤

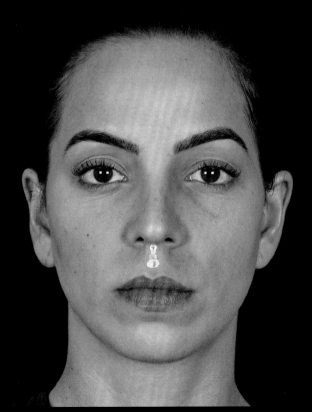

注射点（正面）

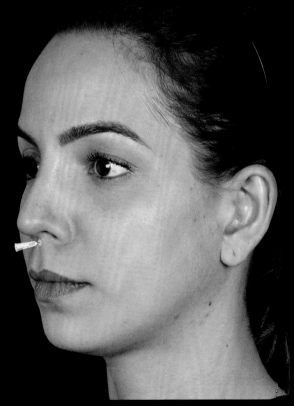

注射点（侧面）

8. 提上唇鼻翼肌和提上唇肌

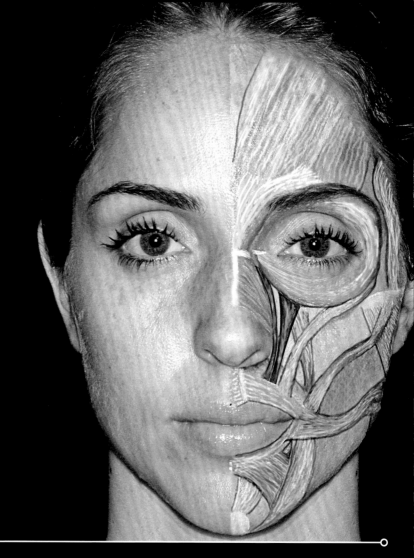

解剖和位置

功能： 提上唇鼻翼肌：扩大鼻孔，提升上唇的中间部分，肌肉放松时，参与维持鼻孔的位置。提上唇肌：上提上唇的内侧部分。二者均可外翻上唇。

位置： 提上唇鼻翼肌位于鼻部与提上唇肌中间，沿鼻部边缘走行。提上唇肌位于提上唇鼻翼肌与颧小肌中间，沿鼻部边缘走行。

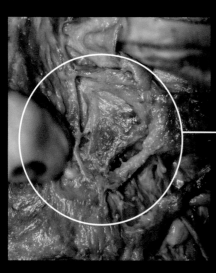

起点： 提上唇鼻翼肌起于上颌骨的额突和眶下缘，提上唇肌起于上颌骨眶下孔之上的眶下缘。

止点： 提上唇鼻翼肌止于大翼软骨、鼻翼和上唇皮肤；提上唇肌止于上唇皮肤，肌纤维与口轮匝肌融合。

肌纤维： 竖直方向。

皱纹： 参与形成近内眦处和鼻部外侧的皱纹，近鼻翼处的起始部分参与形成鼻唇沟。

定位与标记

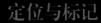

1. 这两条肌肉并不能通过面部表情或和触诊来定位，而是通过面部美学标志来定位。

2. 沿鼻部边缘画宽约3mm的标记线，在此标记线的外侧画宽约9mm的标记线。

3. 涉及两条肌肉的标准注射点为鼻翼外侧和鼻翼三角区平面中间点之间。

4. 提上唇鼻翼肌和提上唇肌虽起点不同，但止点接近，因此，注射一点就可以同时影响两条肌肉。

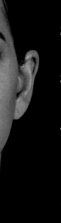

⚠ 在鼻翼以上，提上唇鼻翼肌和提上唇肌的位置较为复杂，所以并不推荐分别注射两条肌肉，这样容易引起双侧的不对称。

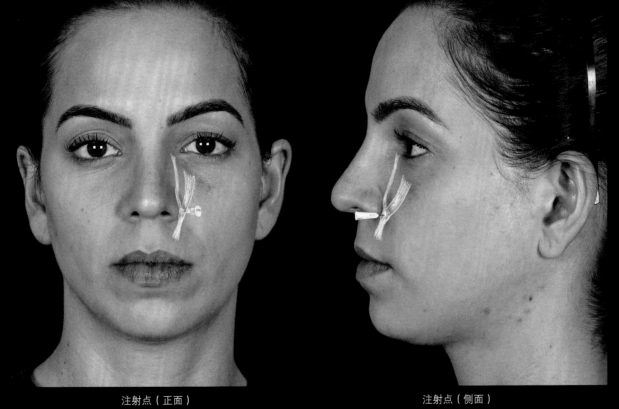

注射点（正面）　　　　　　　　　　　　注射点（侧面）

9. 提口角肌

解剖和位置

功能：上提口角，参与微笑表情。

位置：从口角向上至眼睛。

起点：起于上颌骨的尖牙窝。

止点：止于口角。

肌纤维：竖直方向。

皱纹：参与鼻唇沟的形成。

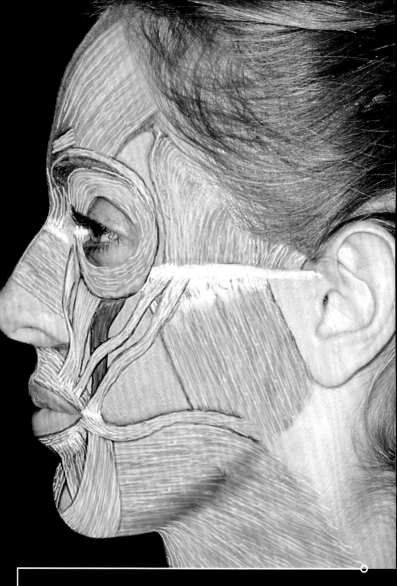

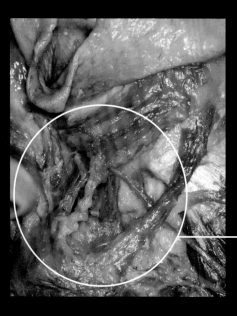

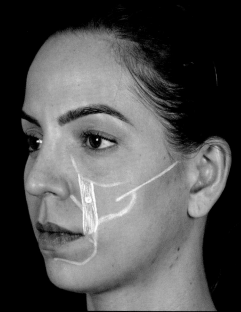

定位与标记

1. 提口角肌并不能利用面部表情或触诊来定位，而是利用面部美学标志来确定位置。

2. 在眼轮匝肌下部外缘标记提口角肌的上缘，即眶下缘以下约10mm处。

3. 提口角肌的下缘为口角轴，中间部与口角轴交汇，外侧缘延伸至口角外约5mm。

4. 标记出口轮匝肌的范围以避免注射至口轮匝肌。

5. 注射点位于眼轮匝肌与口轮匝肌的中点。

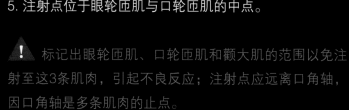 标记出眼轮匝肌、口轮匝肌和颧大肌的范围以免注射至这3条肌肉，引起不良反应；注射点应远离口角轴，因口角轴是多条肌肉的止点。

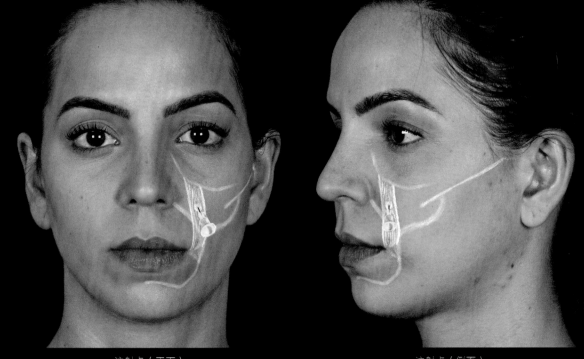

注射点（正面）   注射点（侧面）

10. 颧大肌

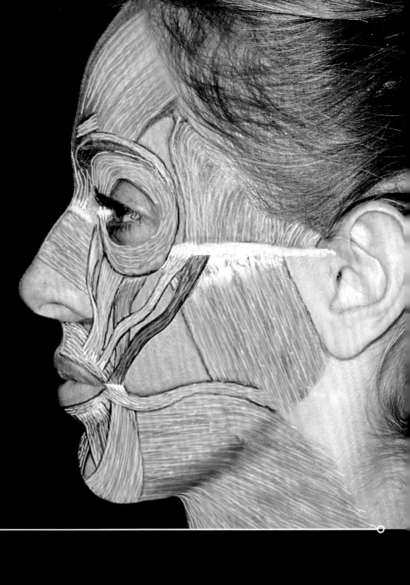

解剖和位置

功能： 向外上侧牵拉口角，参与形成微笑表情，辅助其他咀嚼肌。

位置： 位于面颊，从口角倾斜约45°向上至颧骨，类似平行于颧小肌。

起点： 起于颧骨的外侧骨面。

止点： 止于口角处的皮肤，肌纤维与口轮匝肌、提口角肌相融合。

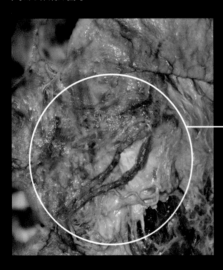

肌纤维： 约45°斜向外上方走行。

皱纹： 参与鼻唇沟和眼周皱纹的形成。

定位与标记

尽管颧大肌参与形成眼周皱纹和加深鼻唇沟，但并不能利用面部表情来确定其位置，需利用美学标志来定位。

1. 嘱患者放松面部肌肉，通过触诊来定位颧骨。

2. 从口角斜向上至颧骨外侧骨面画标记线。

3. 嘱患者紧闭口唇，咬紧和放松牙关数次，通过触诊确定咬肌前缘。

颧大肌在颧骨表面的定位为咬肌前缘外15mm，颧大肌位于咬肌表面，注射点位于起点和止点的中点。

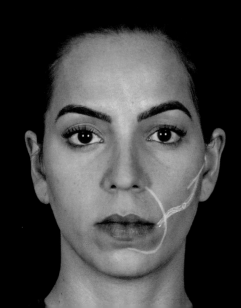

⚠ 无以上标记下不建议注射颧大肌。

颧大肌的肉毒毒素注射方法

适应证	由于肌肉过度运动或面瘫引起的一侧口裂比对侧宽大
禁忌证	• 笑时双侧口角扩大过度但对称 • 因上正颌闭锁和/或上颌后牙的舌向倾斜引起的口裂过大 • 药物说明书上提示的禁忌证
注意事项	尽管颧大肌参与上提口角，但口角的高低不对称应通过注射提口角肌或降口角肌来调整

建议剂量/点	Botox 2U、3U或4U	Dysport 6 U、9U或12U	Xeomin 2U、3U或4U
注射区域	注射点位于起点和止点的中点		

针头	长度 8mm	进针方向 垂直进针	深度 1/3针

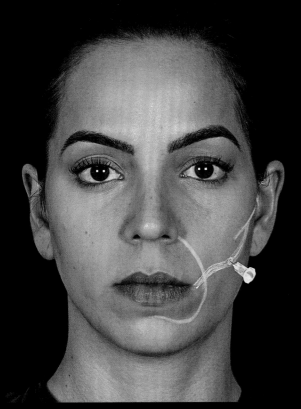

注射点（正面）

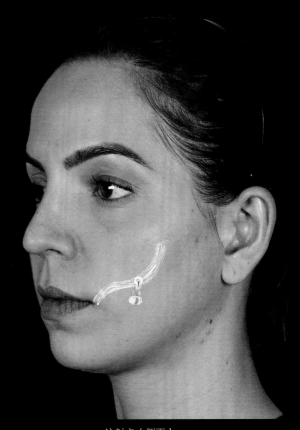

注射点（侧面）

11. 咬肌

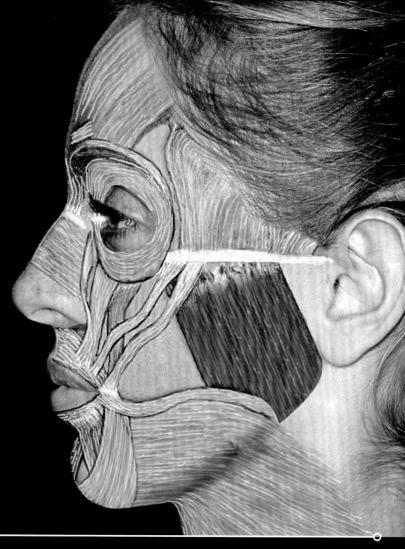

解剖和位置

功能： 上提下颌骨，参与咀嚼。

位置： 下颌支的外侧面。

起点： 起于颧弓。

止点： 止于下颌支和下颌角连线外下2/3的咬肌粗隆。

肌纤维： 倾斜约45°向后下走行。

皱纹： 因咬肌表面覆盖筋膜，所以不会引起皱纹。

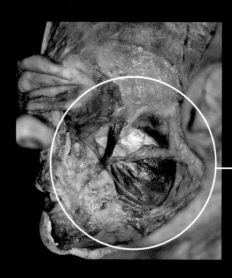

定位与标记

1. 通过触诊确定颧骨的位置。

2. 嘱患者紧闭口唇（没有微笑），咬紧和放松牙关数次，标记咬肌的前后缘，可感受到咬肌收缩时有明显隆起。

3. 画两条垂线将咬肌分为3等份。

4. 分别在中、外1/3的中点以外各标记1点。

5. 将手指放置于中间束表面，嘱患者紧闭口唇，咬紧和放松牙关，手指会被推挤至外侧；将手指放置于后侧束，手指会移动到外侧和后方。

　　观察：咬肌体积较大时注射点位置应偏低，咬肌并不覆盖颞下颌关节。

⚠️

- 避免注射至咬肌前缘，以免药物扩散至笑肌，笑肌起于咬肌前1/3的咬肌筋膜。

- 避免注射至肌肉的最高点，因为此处靠近颧骨处的颧大肌起点。

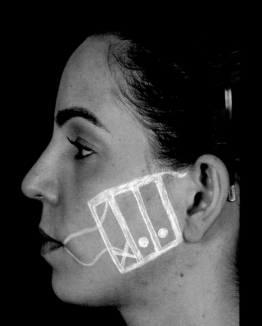

建议剂量/点	Botox	Dysport	Xeomin
	10 ~ 20U	30 ~ 60U	10 ~ 20U

注射区域	注射点位于中间束和外侧束的低点，两侧注射点至耳屏的距离需相等，可用尺子测量以保证对称性		

针头	长度	进针方向	深度
	13mm	垂直进针	全针没入

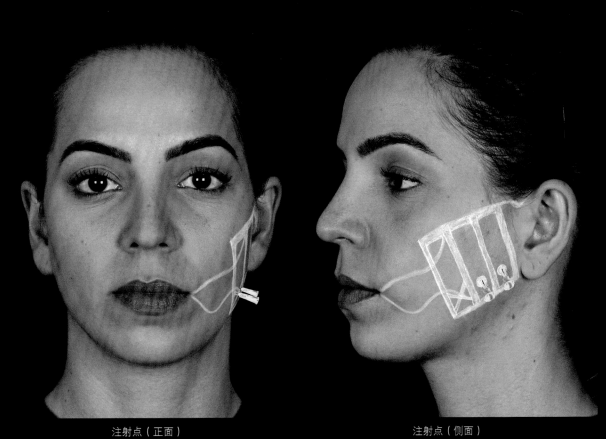

注射点（正面）   注射点（侧面）

12. 口轮匝肌

解剖和位置

功能：闭合口唇，使嘴唇与牙齿贴紧，参与嘴唇外翻。

位置：环绕口唇。

起点：起于中线和口角轴上下颌骨的牙槽嵴。

止点：止于上下唇的筋膜和皮肤，肌纤维与颊肌融合。

肌纤维：环绕口唇。

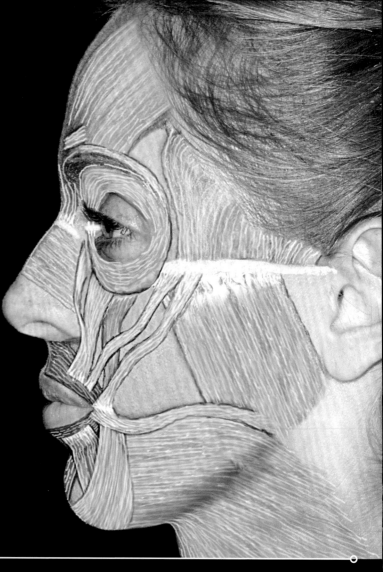

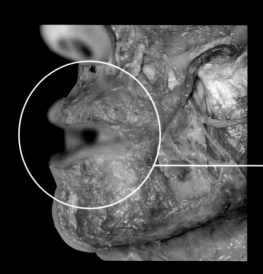

皱纹：口周的纵向皱纹，即"放射状唇纹"。

定位与标记

1. 嘱患者闭紧双唇，但不缩小口角间的距离，口角外侧的弧形皱纹为口轮匝肌的外侧缘。

2. 肌肉的外侧缘延伸至鼻唇沟，鼻唇角为肌肉的上界。

3. 颏部和下唇分界的颏唇角是口轮匝肌的下界。

4. 内侧界为唇红缘，因为唇红是无肌纤维的。

　　标记注射位点：嘱患者做"飞吻"的表情，标记最高点为注射点。

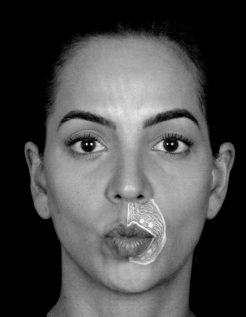

⚠ 注射后肌肉的括约功能会降低，约2周后，括约功能恢复至正常并稳定数月，这需提前告知患者。大剂量注射会造成括约功能丧失。

- 吸烟者有用嘴唇叼住香烟的习惯而过早的出现唇纹
- 因上颌骨过度发育或Ⅱ度咬合不全不能在自然状态下闭合口唇的患者，他们通过收缩口轮匝肌来闭合上下唇，导致口轮匝肌肥大，唇红部外观受影响

禁忌证	• 不能接受括约功能暂时性降低的患者 • 药物说明书上提示的禁忌证
注意事项	注射点应远离人中5mm以上，以避免人中变浅 注射点应远离口角5mm以上，以避免引起流涎 注射点应远离唇弓线5mm以上，以避免唇弓线变平

建议剂量/点	Botox	Dysport	Xeomin
	1U	3U	1U

注射区域	做"亲吻"表情时在皮肤隆起的部分各注射1点

针头	长度	进针方向	深度
	8mm	近平行进针	仅针尖没入皮肤

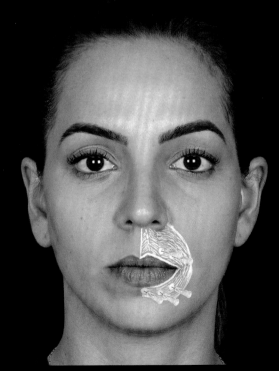

注射点（正面）

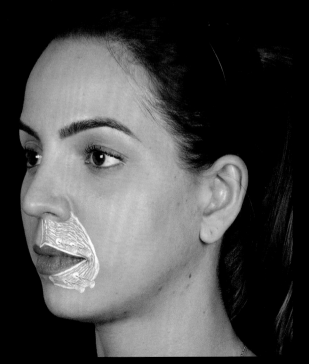

注射点（侧面）

13. 降口角肌

解剖和位置

功能：下拉口角。

位置：位于颏部的外侧，从口角斜向内下方，位于降下唇肌的表面。

起点：起于下颌骨下缘的外斜线。

止点：止于口角，肌纤维与颈阔肌融合。

肌纤维：呈扇形走行至上颌缘内侧。

皱纹：参与形成下颌的沟状皱纹或"木偶纹"。

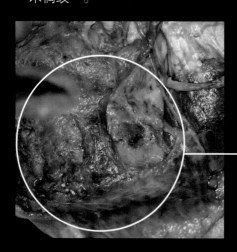

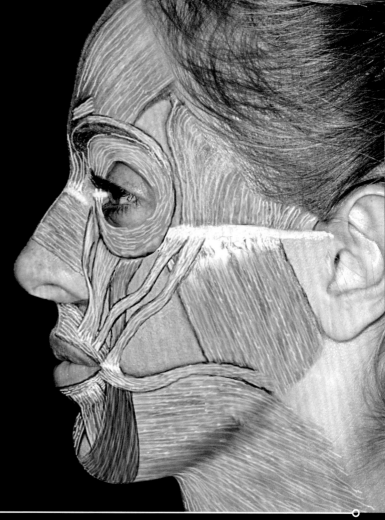

定位与标记

降口角肌需同时利用面部表情和触诊来定位。

1. 嘱患者将上唇压紧至下唇，但不缩短口角间的距离，这样可突出降口角肌表面的皮肤。

2. 通过上述表情可以触诊到降口角肌，标记出肌肉的前缘和后缘，降口角肌形似"逗号"。

标注注射位点：注射点为肌肉最突出区域的肌肉前后缘的中点，注射点应远离口角轴，以避免影响口周的其他肌肉。

如果通过面部表情和触诊都不能找到肌肉，那在自然状态下，口角垂线下颌缘上10mm为注射点。

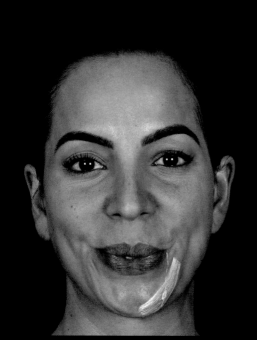

⚠️ 降口角肌是面部肌肉肉毒素素注射中最容易引起不对称的肌肉。不对称的原因是注射者在一测注射在靶肌但对侧定位错误或注射深度错误。应警告求美者可能发生不对称：未起作用的一侧肌肉在做表情时会凸显出来，因此矫正时还需在对侧相同的位置处注射相同剂量的肉毒毒素。

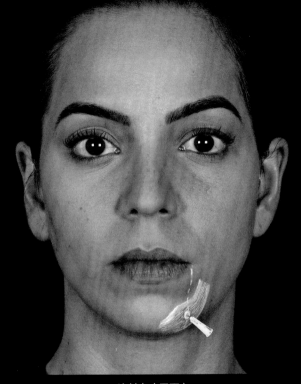

注射点（正面）

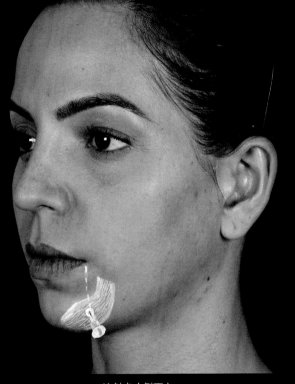

注射点（侧面）

14. 降下唇肌

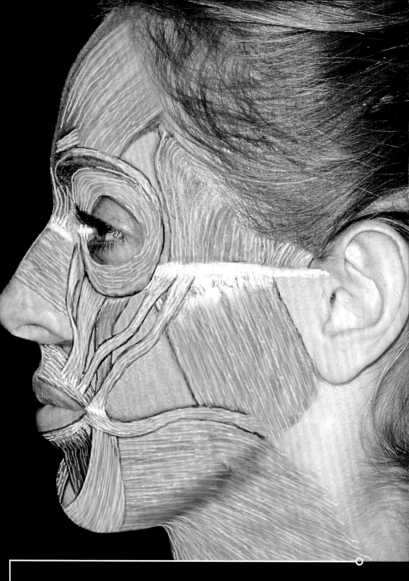

解剖和位置

功能： 下拉下唇，参与外翻下唇。

位置： 颏部。

起点： 起于颏联合与颏孔之间的下颌骨斜线的前部。

止点： 止于下唇的皮肤

肌纤维： 从中线向下倾斜走行至外侧。

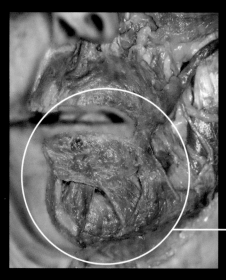

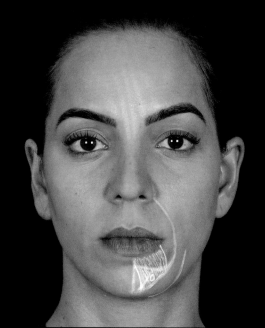

皱纹： 不参与皱纹的形成。

定位与标记

1. 降下唇肌不引起皱纹，也不能通过面部表情定位，而是利用美学标记来定位。

2. 标记出不需注射的口轮匝肌、降口角肌、颏肌，帮助定位降下唇肌。3条肌肉未覆盖的三角形区域为注射区域，注射点为三角形的中心，以防止药物扩散至其他肌肉。

⚠️ 注射剂量要小，以避免引起下唇的过度提升。

肉毒毒素注射步骤

降下唇肌的肉毒毒素注射方法

适应证	• 下颌的"露龈笑",即在自然微笑时下颌的牙龈即暴露,这将降低微笑时上颌牙齿的主导优势而影响美观 • 笑时下唇位置高低不对称,应注射低侧的降下唇肌,剂量为1U • 促进上颌骨发育过长的患者上下唇的静态闭合。这类患者标准的治疗方法为进行正颌手术,但当手术不能实施时,可以应用肉毒素素进行治疗
禁忌证	• 无下唇露龈笑 • 药物说明书上提示的禁忌证
注意事项	无下唇的露龈笑的患者如果注射了降下唇肌,患者会出现下唇过度提升、笑时下唇被紧压至上颌切牙、咀嚼时前面的牙齿受干扰等不适

建议剂量/点	Botox 1~2U	Dysport 3~6U	Xeomin 1~2U

注射区域	颏部,口轮匝肌的下极以下,颏肌的外侧,降口角肌的内侧

针头	长度 8mm	进针方向 垂直进针	深度 1/2针头没入皮肤

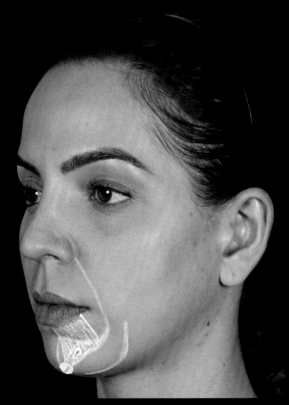

注射点(正面)

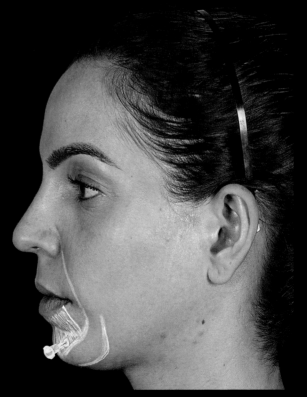

注射点(侧面)

15. 颏肌

解剖和位置

功能：上提下唇中间部分和颏部皮肤，最大运动幅度时，可将下唇向前送。

位置：颏部。

起点：起于下颌骨侧切牙的切牙窝。

止点：止于颏部皮肤。

肌纤维：呈"扇形"斜向外上方走行。

皱纹：在颏部皮肤产生

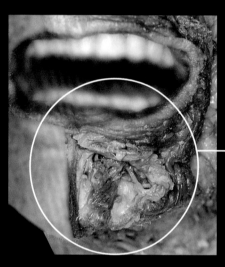

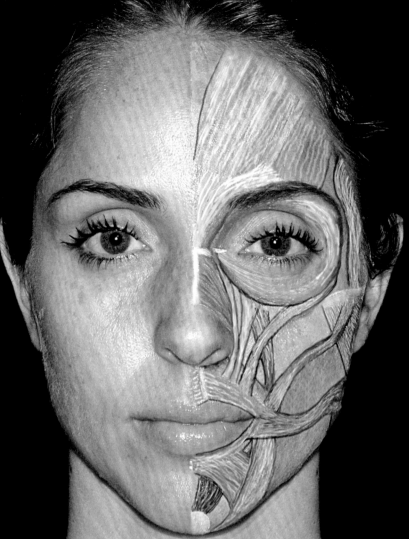

数条皱纹，产生凹凸不平的"鹅卵石"样畸形。

定位与标记

颏肌的起点较深，止点较浅，止于颏部皮肤，因此可以利用面部表情来确定它的边界。

1. 在颏部标记出中线。
2. 标记出口轮匝肌的范围以避免注射口轮匝肌。
3. 嘱患者向前送下唇，做"抿嘴、沮丧"的表情，并保持住。
4. 首先沿中线画出颏肌的内侧界，靠近口轮匝肌时，偏离中线向外侧走行，形成内向外上的斜线。
5. 在因做表情而形成的凹陷外侧标记出颏肌的外侧缘。颏肌内外侧的距离为10～16mm，即颏肌的宽度。

标记注射点：竖直排列的两点。

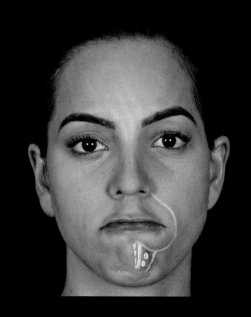

⚠ 如果只注射一点，未注射的一侧颏肌可能会突出得更加明显，为了避免出现上述情况，应在每侧肌肉注射两个点。为了纠正突出点，需在突出点重新注射相同剂量的肉毒毒素。

肉毒毒素注射步骤

颏肌的肉毒毒素注射方法

适应证	• 唇部静态闭合不全的患者会利用颏肌上提中部下唇来闭合唇部，颏肌的力量就会过度发达，不断地牵拉颏部皮肤产生皱纹，表现出"鹅卵石"样外观。肉毒毒素注射可以缓解这种表现 • 面瘫或半面痉挛引起的颏肌不对称
禁忌证	药物说明书上提示的禁忌证
注意事项	颏肌和降下唇肌不能同时注射，因为同时注射会严重影响唇部的闭合。如都需要注射，可分期注射

建议剂量/点	Botox 2U、3U或4U	Dysport 6U、9U或12U	Xeomin 2U、3U或4U

注射区域	在颏肌的肌腹内各注射2点（"噘嘴"时最突出的部位）

针头	长度 8mm	进针方向 垂直进针	深度 全部没入皮肤

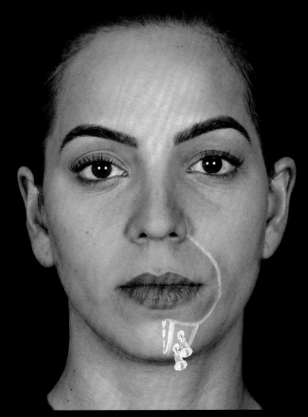

注射点（正面）

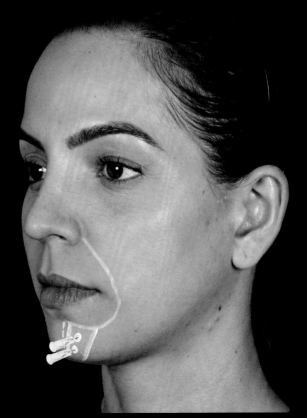

注射点（侧面）

16. 颈阔肌

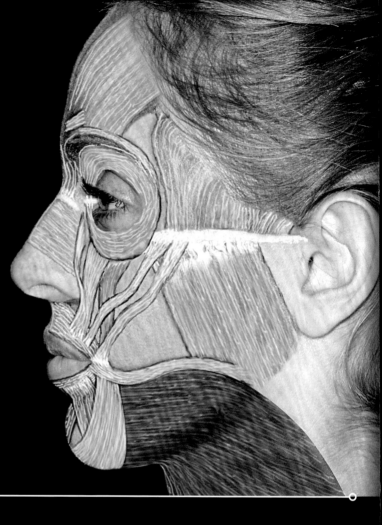

解剖和位置

功能：收紧颈部皮肤，协助下拉下颌、下唇和口角。

位置：颈部。

起点：起于锁骨下缘（胸大肌和三角肌中内侧表面的筋膜）。

止点：止于下颌骨体的上缘。

肌纤维：沿着下颌缘平行的、纵向、斜向上的肌纤维在颈筋膜浅层延伸。

皱纹：无皱纹形成。但部分颈阔肌如果过度运动，颈部就会出现条索；在颈部

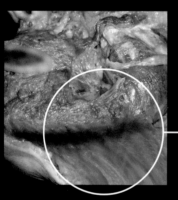

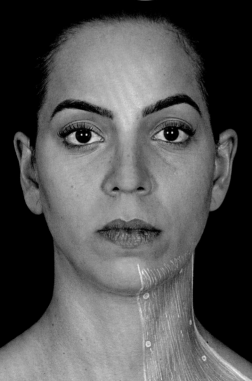

前侧，这些条索称为"火鸡颈"。发达的颈阔肌范围较大时，会使下颌缘的轮廓变得模糊。

定位与标记

定位颈阔肌肌束

1. 嘱患者做强烈收缩颈部的动作，如吞咽。

2. 标记两侧肌束的延伸。每条肌束注射2~3点。

Nefertiti提升注射点位

1. 嘱患者做强烈收缩颈部的动作，如吞咽。

2. 触诊下颌骨以下的颈部以确定是否可以触诊到颈阔肌。

3. 在颈中线的外侧和下颌角各标记1点，与这两点等距离各标记2点。

4. 注射点可根据触诊而改变或减少，肌肉收缩时，标记的区域应更突出。

⚠ 注射时，针头应全部没入皮肤，但不能施加过大压力，以避免注射过深而引起呼吸、说话困难和吞咽困难。

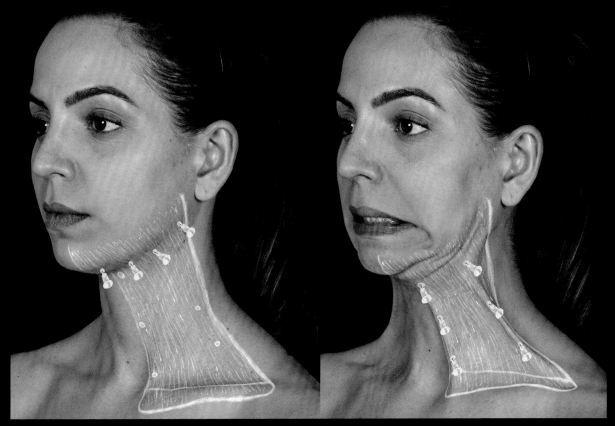

注射点（正面）　　　　　　　　　注射点（侧面）

肉毒毒素注射点位图

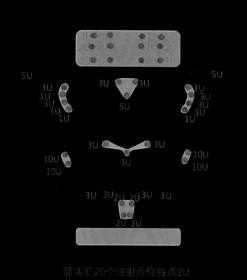

颌阔肌20个注射点位每点2U

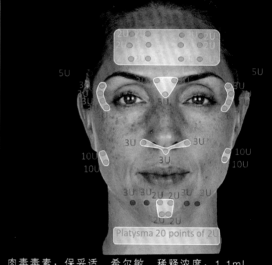

肉毒毒素：保妥适、希尔敏，稀释浓度：1.1mL、2.1mL，总注射量：___U

图片显示每条肌肉的注射点和注射剂量，可扫描二维码制订注射计划，导入患者照片，然后点击"置于底层"，删除不需要治疗的注射点。

下列图片展示了新鲜冷冻尸体上的肌肉。

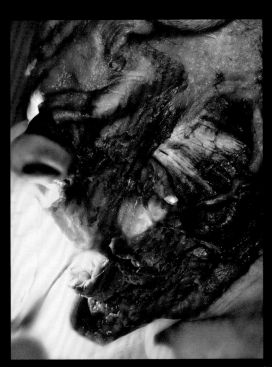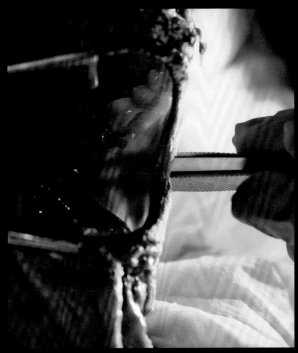

颊肌

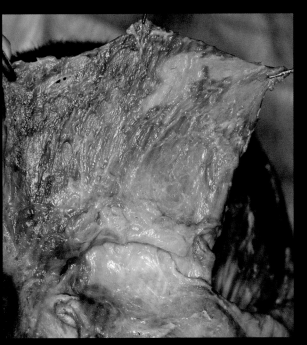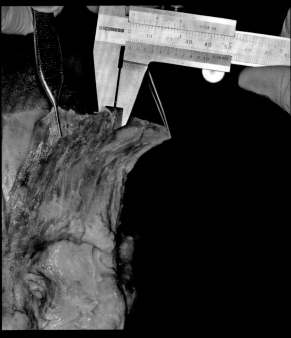

额肌厚度：1mm

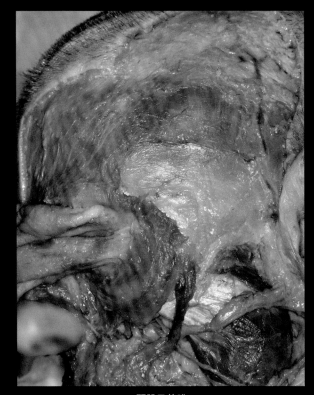

颞肌及筋膜

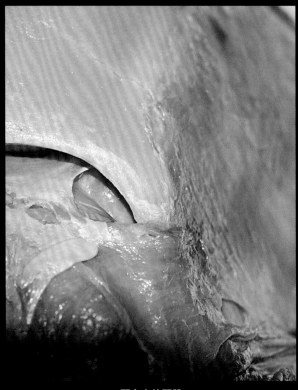

颞窝中的颞肌

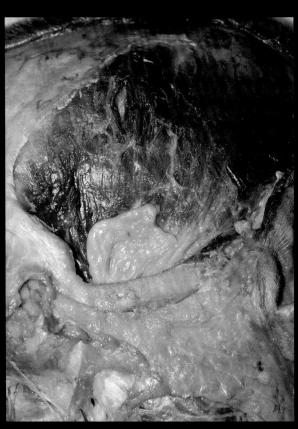

颊脂垫将颞肌和颧骨分开

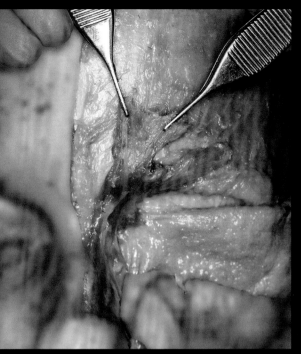

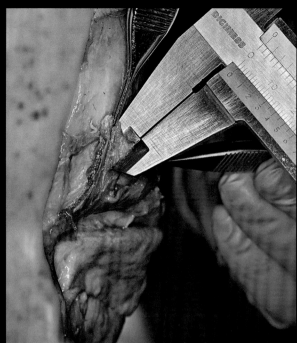

降眉间肌厚度：0.4mm

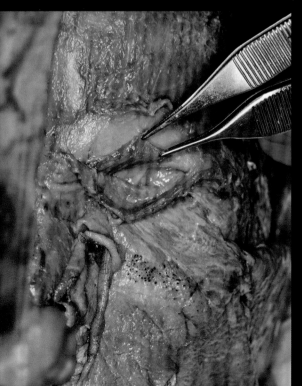

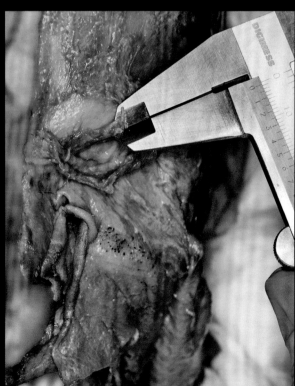

皱眉肌厚度：0.5mm

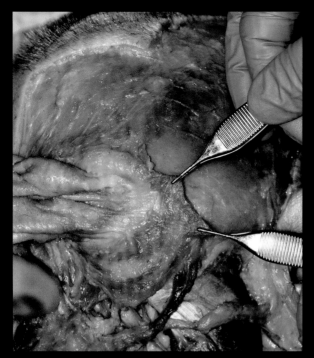
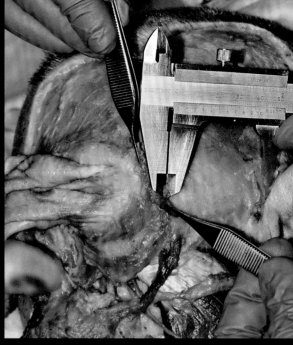

眼轮匝肌厚度：1mm

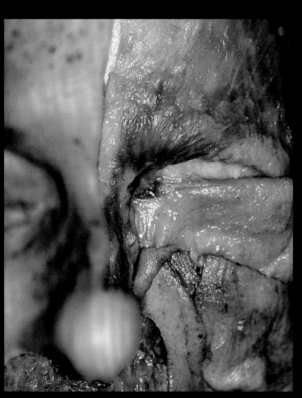
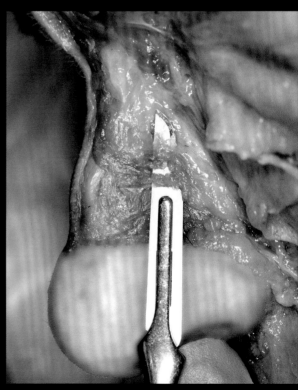

鼻肌厚度

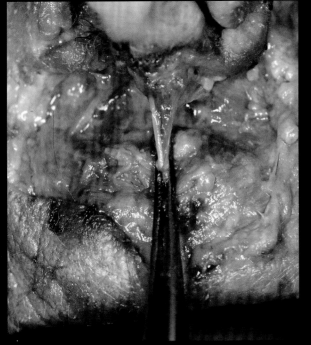
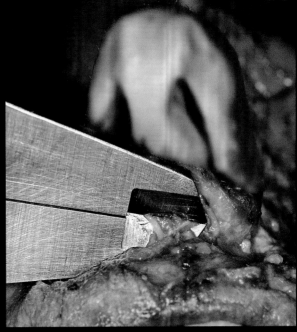

降鼻中隔肌厚度：0.2mm

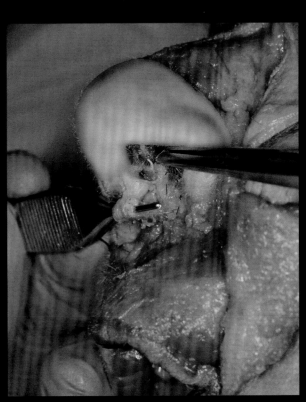

从鼻小柱上分离的降鼻中隔肌

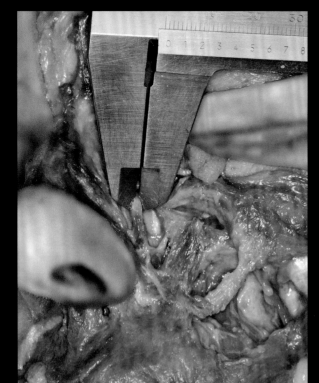
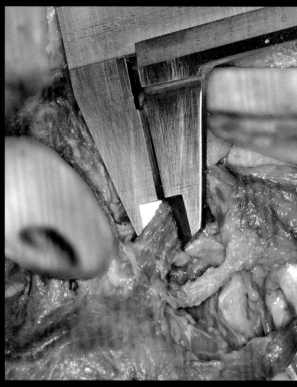

提上唇鼻翼肌厚度：0.8mm

提上唇肌厚度：1.6mm

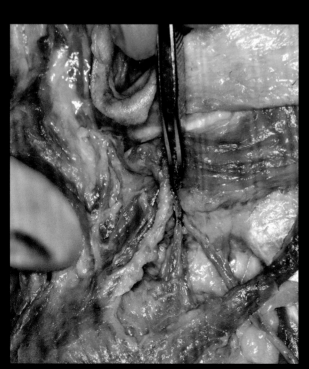
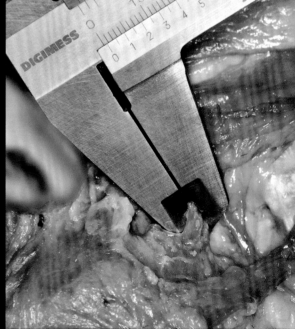

提口角肌厚度：0.8mm

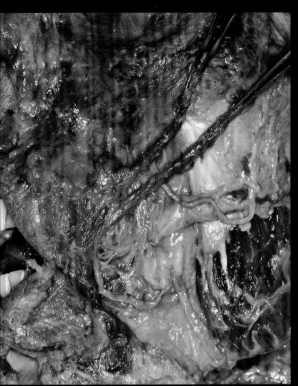

颧大肌和颧小肌

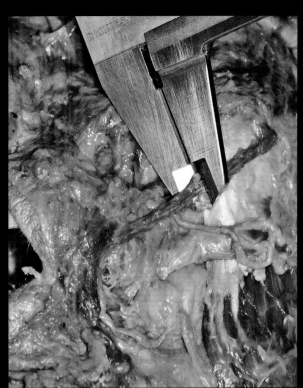

颧大肌厚度：1.1mm

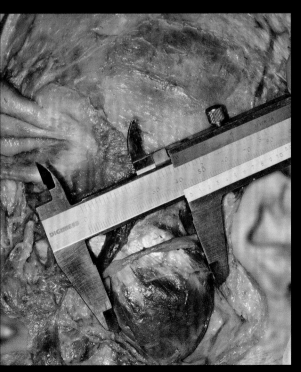

咬肌宽度：42.4mm

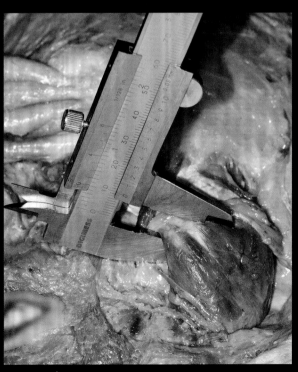

咬肌厚度：10.0mm

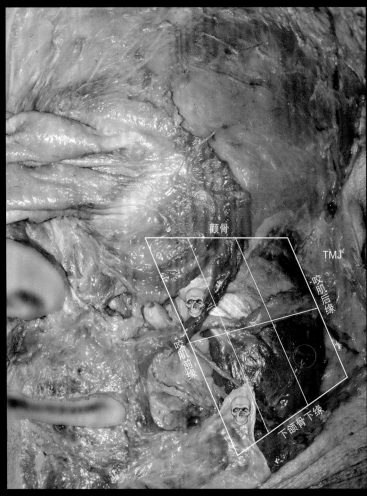

颧骨

TMJ

咬肌后缘

咬肌前缘

下颌骨下缘

红圈为注射区域，前方为禁止注射区域

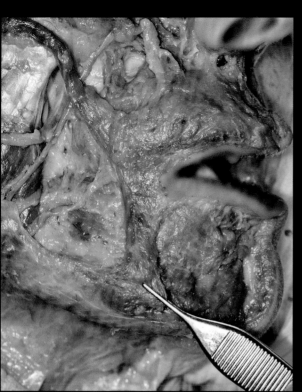
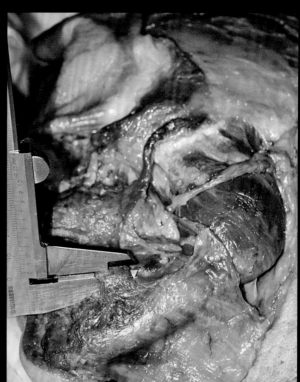

降口角肌厚度：2.4mm

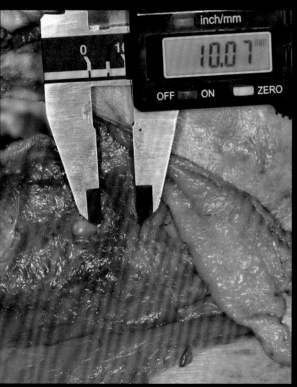

降口角肌宽度

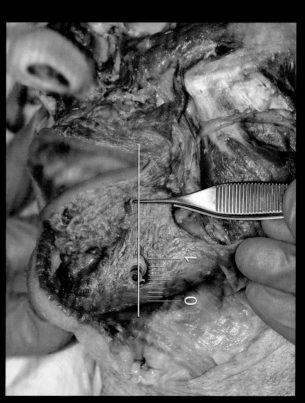

降口角肌注射点

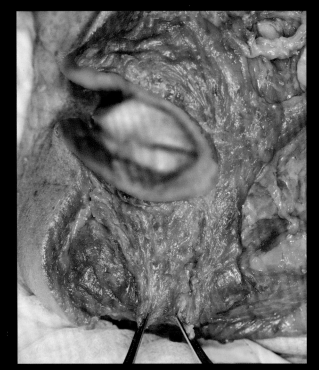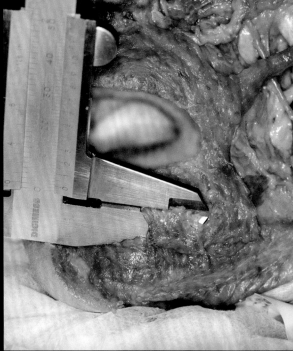

降下唇肌厚度：1.5mm

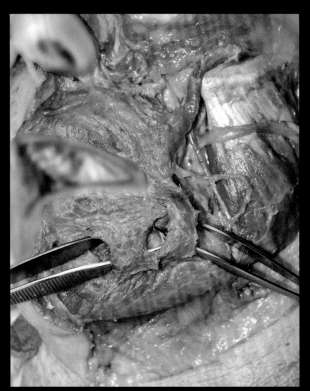

降下唇肌和降口角肌

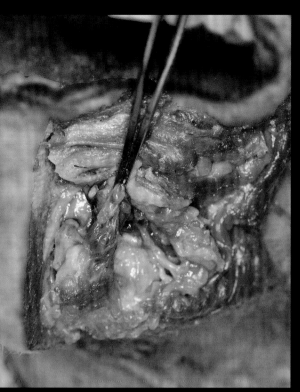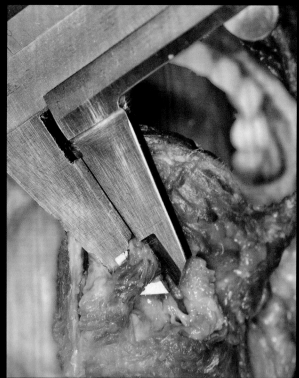

颏肌厚度：2.0mm

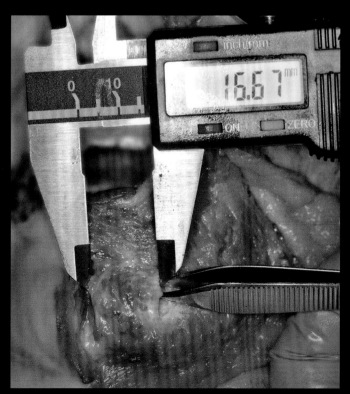

颏肌宽度

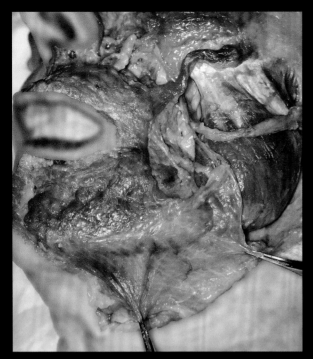
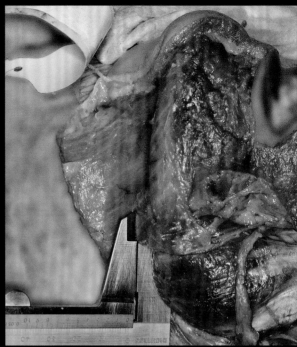

颈阔肌厚度：0.5mm

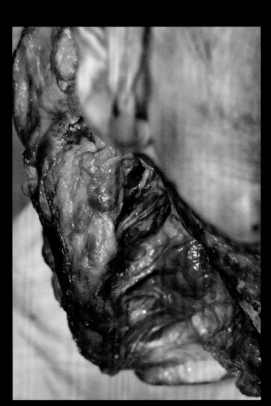

翼内肌

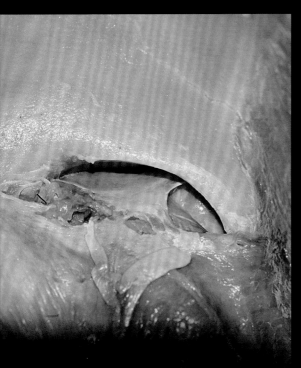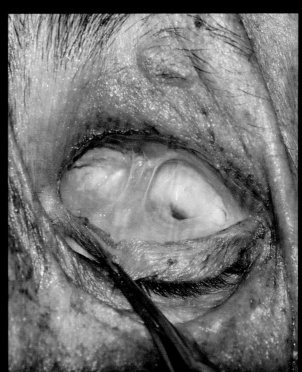

提上睑肌

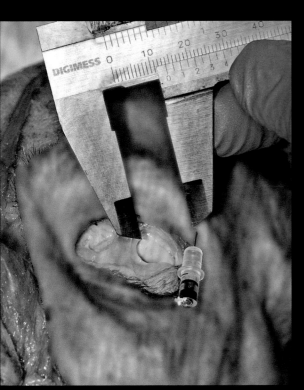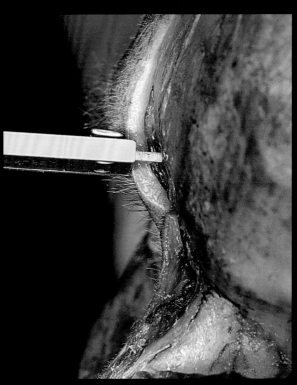

眉尾至提上睑肌的距离　　　　　　　　　　　提上睑肌至降眉间肌的距离：4mm

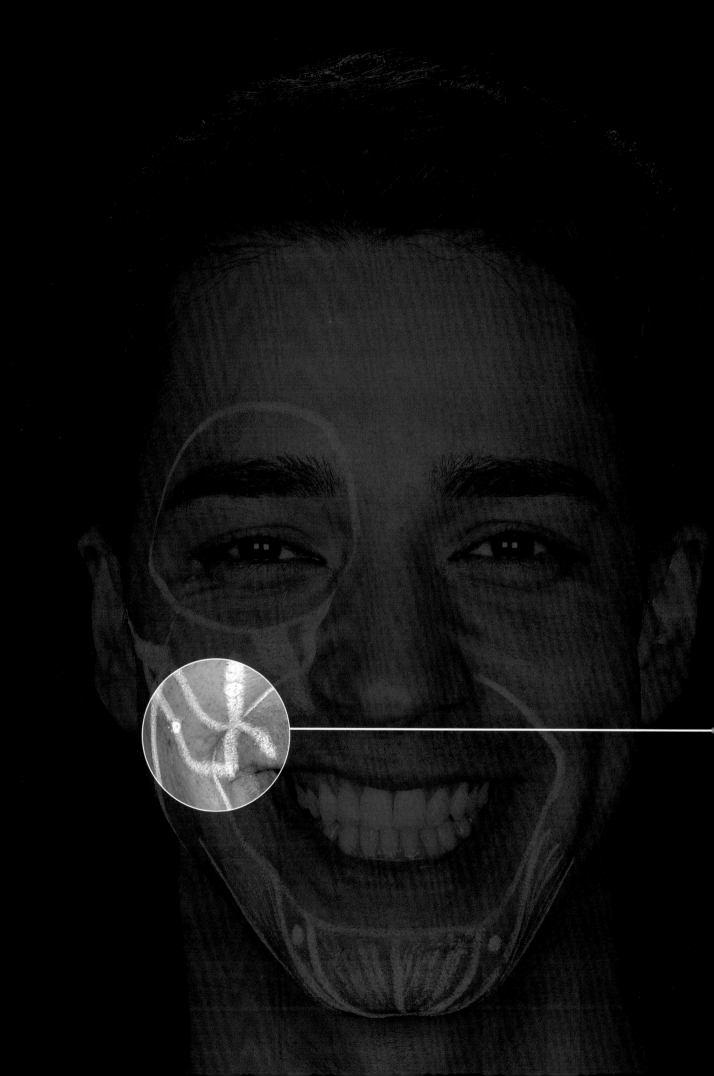

第四章

临床案例

眉部管理

案例1：将眉毛维持在原位置。

主诉： 一名45岁女性的美学缺陷。

现病史： 额部出现皱纹。

体征和症状： 静息时，肌肉张力增加，使额部皱纹凸显（图4-1a）。

诊断： 额肌运动过度导致皱纹出现。

面部特征： 额部皮肤不平整和出现皱纹，使患者看起来显老。

治疗规划： 注射A型肉毒毒素（BTX-A），以减少静止状态下的额肌张力。

治疗方案： 肉毒毒毒对肌肉的去神经支配作用使额肌的张力降低。在整个额部注射（表4-1，图4-1b）。图4-1c为最终效果。

⚠️ **注意：** 额肌注射肉毒毒素有上睑下垂的风险。在瞳孔中线上注射点应距眶上缘至少15mm，以防止肉毒毒素弥散到上睑提肌而引起上睑下垂。上睑提肌宽度与虹膜间距相似。A. Carruthers和J. Carruthers1建议，在距眶骨上缘1cm处注射高浓度、低容量的肉毒毒素，可以避免眶内扩散，从而避免引起上睑下垂。

表4-1　案例1注射部位及剂量

肌肉组织	注射深度（mm）	注射点数	剂量/点（U）	总剂量（U）
额肌（左）	3	11	2	22
额肌（右）	3	11	2	22
降眉间肌	4	1	4	4
皱眉肌（左）	4	1	3	3
皱眉肌（右）	4	1	3	3
眼轮匝肌（左）	3	3	2	6
眼轮匝肌（右）	3	3	2	6
颈阔肌	3	11	2	22

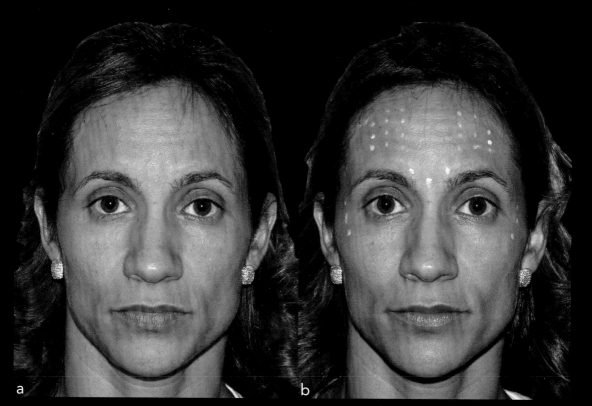

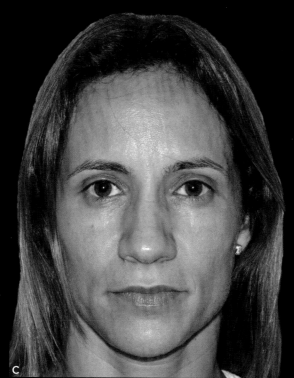

图4-1　案例1：（a）即使在静息时，过度活跃的额肌不自主的紧张会导致皮肤不平整、外观不规则。（b）所有突起的额肌均做标记。（c）最终注射效果正如患者所要求的：额部不平整和皱纹消失，但眉毛没有呈弓形改变

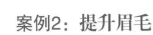

案例2：提升眉毛

主诉：一位50岁女性的美学缺陷，她的外眦处有顽固性皱纹。

现病史：外眦部即使在注射肉毒毒素后，皱纹仍存在。

体征和症状：轻微的上睑皮肤松弛、下垂，导致外眦部产生皱纹（图4-2a）。

诊断：观察到轻微的上睑下垂，这是由于皮肤松弛和眼轮匝肌的括约功能共同作用所致的，外眦部出现皱纹。

面部特征：外眦皱纹使患者看起来显老。

治疗规划：注射肉毒毒素以减少额肌静息时的张力，不注射外侧额肌，使外侧额肌保留功能，从而提升眉尾，拉展外眦部皮肤。注射外眦部眼轮匝肌，以抑制其收缩，从而减少皱纹。

治疗方案：内侧和中部额肌注射后肌张力减小，外侧额肌没有注射而保留功能，从而抬高眉尾，拉展外眦部皮肤（图4-2b）。同时，外眦部眼轮匝肌注射后收缩减少，皱纹减少（表4-2）。图4-2c为最终效果。

表4-2　案例2注射部位及剂量

肌肉组织	注射深度（mm）	注射点数	剂量/点（U）	总剂量（U）
额肌（左）	3	6	2	12
额肌（右）	3	6	2	12
降眉间肌	4	1	4	4
皱眉肌（左）	4	1	3	3
皱眉肌（右）	4	1	3	3
眼轮匝肌（左）	3	4	3	12
眼轮匝肌（右）	3	4	3	12
颈阔肌	13	4	3	12

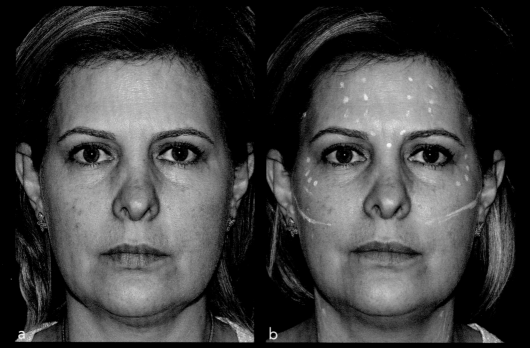

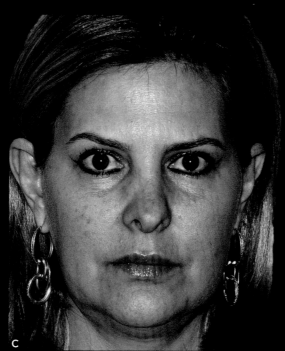

图4-2　**案例2：** （a）治疗前左外眦皮肤有少量的静态皱纹。（b）标记额肌内侧部分，外侧部分不标记。（c）治疗后眉外侧1/3弓起，外眦部的皮肤更光滑，更伸展。

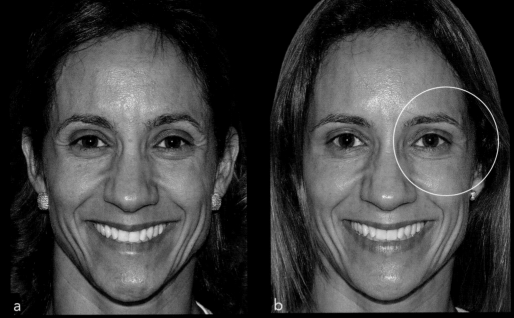

图4-3　（a）案例1患者治疗前微笑。（b）治疗后30天微笑：额头光滑，眉毛保持了原来的形状，这是患者所期望的。同时，眶周皱纹亦减少。

⚠ **注意**：注射眼轮匝肌可能会出现微笑受限。应保证注射点距颧骨下缘至少15mm的距离，以避免药物扩散至颧大肌而影响微笑时口角轴的位置，导致微笑不对称或受限。注射眼轮匝肌还可能出现斜视；应保证注射点距眶骨边缘10mm以上的距离，以避免药物弥散至外直肌，影响眼球位置出现斜视和复视。很多不同研究已提出了这些并发症以及预防方法。

QD4.1

> **提示：**
>
> **非预期弥散**：为了降低非预期弥散的风险，应避免以下情况：
> - 大剂量注射。
> - 挤压或按摩注射部位。
> - 用大量的生理盐水稀释，这会导致注射体积更大和弥散范围更大。面部表情肌肉之间没有筋膜，药物很容易扩散。所以，更建议使用脱水稀释液。

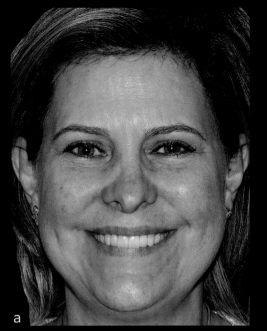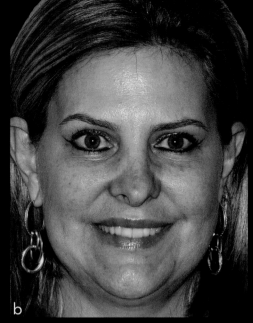

图4-4　（a）案例2治疗前微笑。（b）治疗后30天微笑：额部动态皱纹消失。根据患者的意愿改变了眉毛的形状，提眉的结果使面部拉长；外眦部的皮肤被拉展，消除了该区域的皱纹。眶周皱纹亦消失。

标记注射点

额肌：嘱患者做惊讶的表情，并在内眦垂线、瞳孔中线和外眦垂线上每条皱纹顶起来的肌腹处做标记。

当治疗目标为提升眉部时，不注射外眦垂线上的额肌。如果治疗目标是进一步地抬高眉部时，在眉尾处也需要注射，以减少眼轮匝肌的肌力，眼轮匝肌是额肌的拮抗肌，这会使眉外侧进一步抬高。

眼轮匝肌：嘱患者微笑，并在每条皱纹肌腹处做标记，注射点间应保持10mm的距离。

讨论

上述两例患者均是行上面部皱纹除皱治疗，但治疗方案有一个根本性不同：案例1患者的眉毛没有像案例2患者那样明显抬高，这导致了疗效上的两个主要差异：①提眉时，外眦部的皮肤被拉展，从而更有效地消除外眦部的皱纹。②眉毛提升后，面部看起来更长、更瘦，因此也更优雅。图4-3和图4-4为两例患者治疗前后的对比。

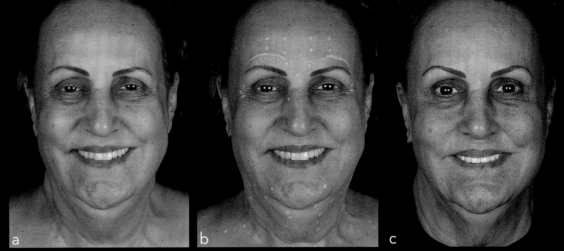

图4-5　**案例3：**（a）72岁女性上睑皮肤松弛下垂，患者治疗前。（b）注射点位。（c）治疗30天后：眼裂明显变大，除治疗效果外，可以观察到显著的美容效果，因为提眉使外眦部皮肤被拉展，眶周皱纹明显减少。

案例3：提眉矫正上睑皮肤松弛

图4-5是一位72岁的女性。肉毒毒素的注射点位和剂量与表4-2相同，但本例以治疗为主，重点为矫正上睑皮肤松弛下垂。

案例4：提眉以改善"怜悯脸"

当眉毛的外侧部分低于内侧时，就会产生一种怜悯的表情，作者将其称为"怜悯脸"。在这种情况下，眉毛外侧1/3的最大限度弓起是治疗目标。可以通过以下步骤来改善：

• 在眉尾再注射一点，以减少眼轮匝肌的力量，眼轮匝肌是额肌的拮抗肌，具有提眉的作用。
• 不注射降眉间肌，以维持其下拉眉内侧的作用，从而增加弓起。

图4-6和表4-3是运用A型肉毒毒素治疗52岁女性"怜悯脸"的案例。

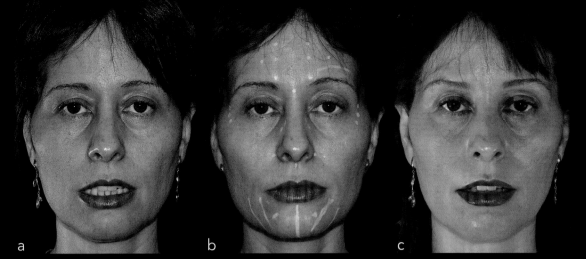

图4-6　**案例4：**（a）52岁女性，治疗前呈"怜悯脸"表现。（b）除了标记改变眉毛形状的注射点以外，需注射皱眉肌和眼轮匝肌以减轻眉间及双侧外眦部的皱纹。由于在静息时和微笑时下颌牙齿过度暴露（图4-9），需注射降下唇肌以提升下唇的位置。并注射降鼻中隔肌和双侧提上唇鼻翼肌，以矫正露龈笑（图4-9）。（c）注射30天后。

表4-3　**案例4注射部位及剂量**

肌肉组织	注射深度（mm）	注射点数	剂量/点（U）	总剂量（U）
额肌（左）	3	4	2	8
额肌（右）	3	4	2	8
皱眉肌（左）	4	1	3	3
皱眉肌（右）	4	1	3	3
眼轮匝肌（左）	3	3	3	9
眼轮匝肌（右）	3	3	3	9
降鼻中隔肌	8	1	3	3
提上唇肌（左）	4	1	2	2
提上唇肌（右）	4	1	2	2
降下唇肌（左）	4	1	2	2
降下唇肌（右）	4	1	2	2

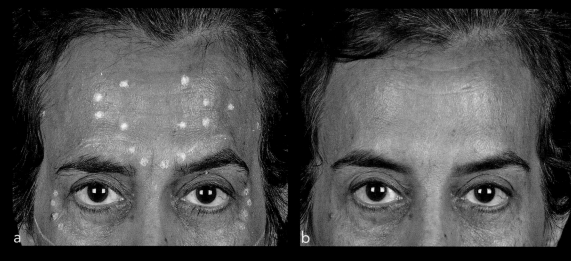

图4-7 **案例5：**（a）眉毛不对称患者的注射点。两侧内眦垂线和瞳孔中线上的注射点对称，而外眦垂线的注射点不对称。左侧眉毛较高，所以不注射右侧外眦垂线上的外侧额肌，仅在左侧该位置注射以减少额肌的活动，从而减少眉毛的抬升，使双侧眉毛达到同一水平，每点注射3U。（b）最终效果：左右眉毛水平位置大致相同。

案例5：眉毛不对称

在眉毛不对称的案例中，为针对每侧眉毛产生不同的效果，注射点也应该是不对称的，以便在每侧眉毛中产生明显的效果，达到对称（图4-7）。

结论和适应证

- 当在注射眼轮匝肌不足以减少和/或消除眶周皱纹时，可以考虑将提升眉部作为一种辅助治疗手段来消除眶周皱纹。
- 纠正较宽脸形和/或较短脸形，因为眉毛越高，面部看起来越长、越瘦。
- 减轻上睑皮肤松弛下垂。
- 改变眉毛的形状，使眉外侧呈弓形。
- 调整眉部的对称性。

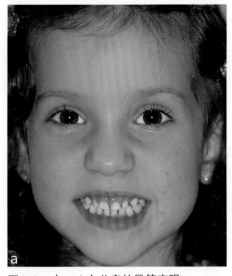 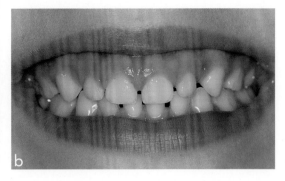

图4-8 （a、b）儿童的微笑表现

露龈笑

露龈笑在儿童中很常见，表现为牙间隙、小牙齿、薄嘴唇和单色牙齿（图4-8）。然而，成年人的露龈笑会让他的脸看起来像个孩子，并不符合审美标准。

案例4续：露龈笑

主诉： 52岁女性的美学缺陷。

现病史： 患者笑时牙龈组织过度暴露。

体征和症状： 根据"微笑"肌肉动力学，可以看到上颌牙龈和下颌牙龈乳突过度暴露，表现为上下唇露龈笑（图4-9a、c）。

诊断： 在上唇，左右两侧提上唇鼻翼肌过度收缩，微笑时过度上提上唇。在下唇，左右两侧降下唇肌过度收缩，微笑时过度下拉下唇。

面部特征： 微笑时上颌中切牙区域的牙龈暴露超过3mm，文献资料将其定义为露龈笑。微笑时下唇的移动幅度比上唇小，下唇理想位置是露出下颌前牙的部分牙冠。然而，下颌骨牙龈组织暴露，即使只是乳突，也不应该发生。下颌牙龈组织暴露被定义为下唇露龈笑。露龈笑破坏了上颌牙齿和唇部的主导地位，失去了美感。

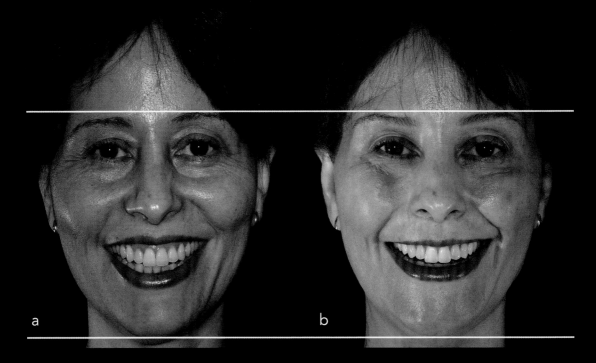

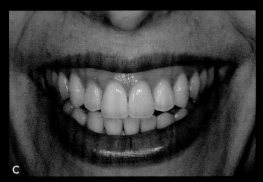 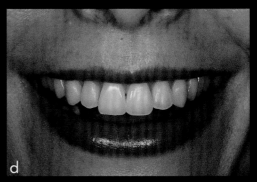

图4-9 案例4回访。（a、c）治疗前露龈笑外观。（b、d）注射后10天。

此患者存在"怜悯脸"，需要行提眉治疗（图4-6，表4-3）。

治疗规划：

1. 使用肉毒毒素降低上唇水平。

2. 使用肉毒毒素提高下唇水平。

3. 使用肉毒毒素使眉毛弯曲呈拱弓形。

4. 使用肉毒毒素进行上面部年轻化治疗。

治疗方案：

在本案例中，注射肉毒毒素的目的是使上提上唇和下降下唇的肌肉产生化学性去神经化萎缩，限制微笑时嘴唇的运动，减少牙龈组织的暴露（图4-9b、d）。

表4–4　案例4改善露龈笑注射部位及剂量

肌肉组织	注射深度（mm）	注射点数	剂量/点（U）	总剂量（U）
鼻肌（左）	2	2	1	2
鼻肌（右）	2	2	1	2
额肌	3	8	2	16
皱眉肌（右）	4	1	3	3
皱眉肌（左）	4	1	3	3
降下唇肌（右）	4	1	1	1
降下唇肌（左）	4	1	1	1
提上唇鼻翼肌（右）	4	1	1	1
提上唇鼻翼肌（左）	4	1	1	1
降鼻中隔肌	8	1	3	3
眼轮匝肌（左和右）	3	3	3	9

　　本案例中患者的露龈笑不需要通过牙周整形手术（牙冠延长）来治疗，因为患者的临床牙冠比例已经是理想和谐的，符合美学标准。

　　表4–4列出单次治疗中所有需要改善的注射部位及注射剂量。

⚠ **注意：** 初步评估露龈笑时，如果临床医生发现鼻肌过于活跃导致鼻背出现皱纹，应预防性地注射鼻肌，否则，注射提上唇肌后，微笑时鼻肌会代偿性地过度收缩，导致出现不协调的美学效果。

> 提示：
> 注射时应该垂直进针，这样两边的效果才会相同。如果注射角度不同，效果也会不同。

　　标记注射点： 在紧靠鼻翼外侧的提上唇鼻翼肌上标记1点（图4–6b）。不要标记在鼻唇沟末端的外侧，而应该在鼻唇沟的内侧做标记。这样的单点注射就可作用到两条肌肉（提上唇鼻翼肌和提上唇肌）。

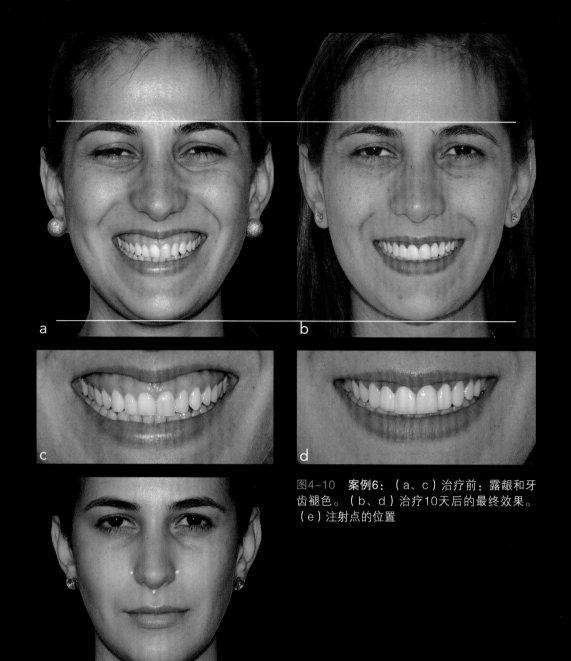

图4-10　**案例6：**（a、c）治疗前：露龈和牙齿褪色。（b、d）治疗10天后的最终效果。（e）注射点的位置

案例6：上唇露龈笑

主诉： 一位34岁女性患者的美学缺陷。

现病史： 微笑时牙龈组织过度暴露和左侧上颌中切牙临床牙冠发黑。

体征和症状： 根据肌肉动力学，可以观察到微笑时上颌牙龈暴露过多，表现为上唇露龈笑；因少年时外伤导致上颌中切牙临床牙冠部颜色较深（图4-10a、c）。

诊断： 上唇因提上唇鼻翼肌和提上唇肌过度收缩而过度抬高。临床牙冠外伤后出现牙髓管内出血，在根管治疗过程中未完全去除铁质色素，这可能是造成临床牙冠颜色变深的原因。

表4-5　案例6注射部位及剂量

肌肉组织	注射深度（mm）	注射点数	剂量/点（U）	总剂量（U）
鼻肌（左）	2	2	1	2
鼻肌（右）	2	2	1	2
额肌	3	8	2	16
皱眉肌（右）	4	1	3	3
皱眉肌（左）	4	1	3	3
降眉间肌	4	1	5	5
降下唇肌（右）	4	1	1	1
降下唇肌（左）	4	1	1	1
提上唇鼻翼肌（右）	4	1	3	3
提上唇鼻翼肌（左）	4	1	3	3
降鼻中隔肌	8	1	3	3
眼轮匝肌（左和右）	3	3	3	9

面部特征： 除了露龈笑，患者的另一个特点是笑时眼睛会闭紧。

治疗规划：

1. 使用肉毒毒素降低上唇的高度。

2. 使用树脂贴面修复左侧上颌中切牙的自然色泽。

3. 使用肉毒毒素行上面部年轻化治疗。

治疗方案： 注射目的是使微笑时上提上唇和下降下唇的肌肉化学性去神经化，限制微笑时嘴唇的运动，减少上颌牙龈组织的暴露（图4-10b、d）。

此患者露龈笑并不需要通过牙周整形手术（牙冠延长）来治疗，患者临床牙冠比例已经是理想和谐的，符合美学标准。表4-5列出了在一次治疗中的治疗方案。图4-10e为注射部位。

讨论

通过注射肉毒毒素来矫正露龈笑，不仅可以改善美观，还是一种功能性治疗——有助于消除张口呼吸。张口呼吸对咬合、颌位、舌位、唇位（松弛）、牙齿位和面部位置都有不良的影响，甚至会影响基础代谢。通过减少目标肌肉的静息张力，肉毒毒素可以帮助患者实现嘴唇静态闭合，这是鼻呼吸的基础。

使用肉毒毒素治疗露龈笑的一大优点是它的作用是可逆的。降鼻中隔肌切除术肯定会减少肌肉体积，但手术效果不能用不同剂量的肉毒毒素去神经化萎缩效果来量化。随着年龄的增长，上唇的位置会不断下降，所以手术效果也会不理想。

注射提上唇鼻翼肌后，鼻子的位置也会受到影响。

结论

注射降鼻中隔肌可能会改变上唇的解剖结构，降低唇珠的位置。因此，适应证如下：

* 上颌前侧牙龈过度显露，但上颌后侧没有。在这种情况下，建议只注射降鼻中隔肌。
* 上颌前后侧牙龈均过度显露，同时上唇唇珠下方最低点低于口角。在这种情况下，建议同时注射降鼻中隔肌、提上唇鼻翼肌和提上唇肌。

咬肌

案例7：咬肌疼痛和磨牙症

主诉：疼痛。

现病史：醒来时双侧耳前区咬肌疼痛，无紧张性头痛，伴有白天和夜间磨牙症。

体征和症状：牙釉质裂，牙齿磨损，开口受限（35mm），右颞下颌关节弹响，上颌骨和下颌骨外翻。

诊断：磨牙症患者所特有的提下颌肌的持续性的、异常过大的紧张或收缩。

面部特征：咬肌明显肥厚，下颌角间距几乎与两颧间距相同（图4-11a、b）。根据Doncatto和Schwantz的研究，下颌角间距应为两颧间距的75%。作者观察到这两间距之间差值至少为4%。低于4%意味着咬肌肥大。差值在12%是最佳美学标准。下面部变宽会降低嘴唇在该区域的美学优势。

治疗规划：

1. 使用肉毒毒素减少下面部的宽度。

2. 使用填充剂来增加下巴的长度，避免双下颌的出现。

3. 使用填充剂塑形唇部和矫正鼻唇沟。

治疗方案：

注射肉毒毒素的目的是使双侧咬肌和颞肌萎缩，减少其过度地收缩（图4-11c、d），减轻或消除疼痛，从而纠正口颌系统功能紊乱。表4-6列出了此患者的注射位点和剂量。

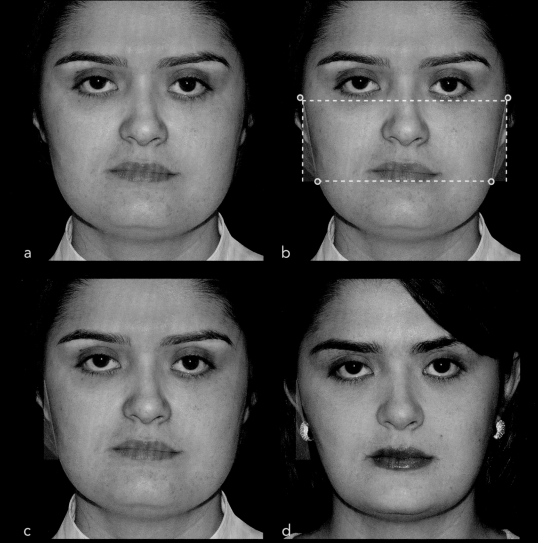

图4-11 **案例7**：（a）治疗前，面部特征：下面部宽大。（b）上端虚线为两颧间距，下端虚线为下颌角间距。三角形底边即为两个测量值之间的宽度差。差距越小，咬肌越肥大。（c、d）注射前与注射30天后的对比，照片中的三角形阴影显示了下面部变窄的程度

表4-6 **案例7注射部位及剂量**

肌肉组织	注射深度（mm）	注射点数	剂量/点（U）	总剂量（U）
咬肌（左）	13	2	15	30
咬肌（右）	13	2	15	30
颞肌（右）	4	1	5	5
颞肌（左）	4	1	5	5

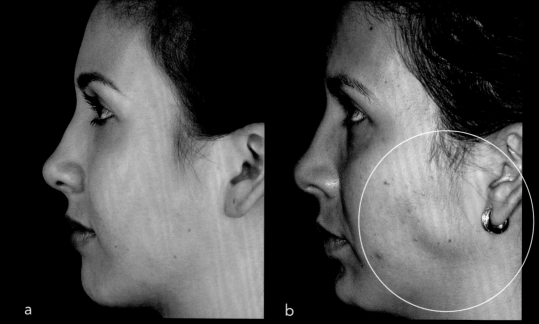

图4-12 （a）咬肌肥大治疗前。（b）咬肌和颊肌注射5天后出现局部肌肉功能亢进，3周内可自行消退，或在肌肉收缩时最突出点注射相同剂量的肉毒毒素

⚠ **注意**：注射肉毒毒素缩小下面部轮廓宽度，只应在有治疗指征的患者中进行，必须谨慎使用，以防止出现不必要的扩散（图4-14）。应避免注射咬肌前束，因前束靠近笑肌，如果不小心注射，可能会导致微笑受限和/或不对称。注射点不能太靠近颧弓，以避免药物扩散并影响颧大肌，限制微笑时齿颊间隙的开大。

此外，仅注射咬肌单一肌束会导致咀嚼时肌纤维体积增大而突出，无痛感但不美观（图4-12）。而且只注射单一肌束（垂直注射点）仅会使该束的收缩减少，萎缩的肌肉区域缩小。两个水平注射点可作用到咬肌中1/3和后1/3的肌束，使用相同注射剂量可使更多的肌纤维萎缩（图4-13）。

> **提示：**
> 测量一侧耳屏到注射点的距离，利用此距离标记对侧的注射点。

标记注射点：为了正确标记注射点，临床医生可以标记咬肌的范围。触诊时标记以下几点：①静息状态时的颧骨下缘。②下颌骨下缘。③反复咬紧和放松时咬肌的前后缘。画2条倾斜的直线将咬肌三等分。不注射前部分，因为它靠近笑肌（咬肌的前下部）、颧大肌和颧小肌（咬肌的前上部）（图4-14）。

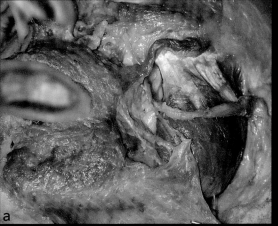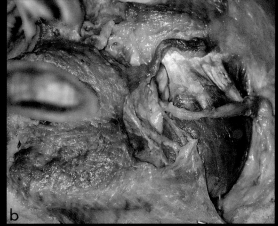

图4-13 在尸体咬肌上标记注射点。（a）在同一肌束的垂直点注射，可能造成肌纤维异常突出。（b）于咬肌中、后部标记水平注射点

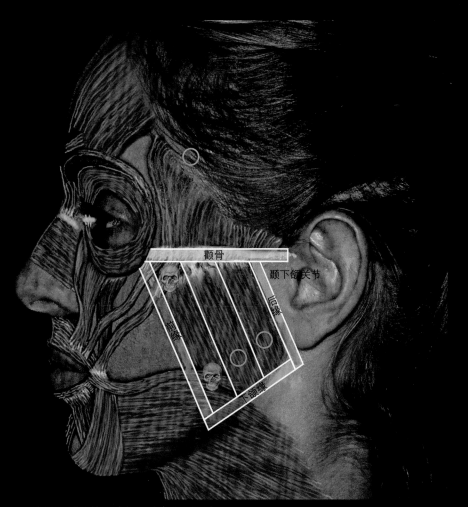

图4-14 咬肌和颞肌的正确标记（灰色圆圈）

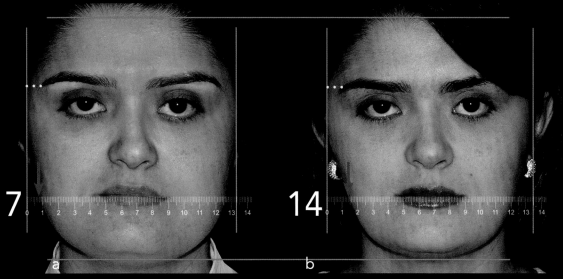

图4-15　（a、b）人体测量显示注射后30天患者下面部宽度缩小14mm

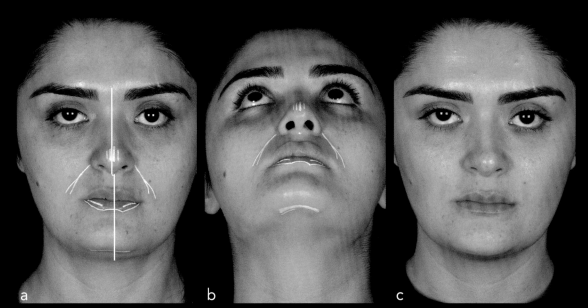

图4-16　（a）眉间最前部和鼻唇角的垂直连线应与鼻唇角和下颌骨下缘的垂直连线长度相等。测量结果显示此患者下面部应该更长。（b）于颏肌基底的水平线注射填充剂，可拉长面部和避免颏下区域的正面暴露。（c）3次肉毒毒素注射（每次间隔6个月）和在鼻唇沟、下侧红唇和颏部注射填充剂治疗后的效果图。可观察到明显的变化（图4-11a）。

讨论： 患者诉咬肌疼痛在注射后3天减轻，8天后消失。注射肉毒毒素不仅可达到治疗目的，也有美容效果。下面部缩窄，使嘴看起来更大。第1次注射后缩窄距离为14mm（图4-15）。第2次注射后缩窄效果更佳，临床随访发现，反复注射后，下面部宽度显著减小（图4-16）。

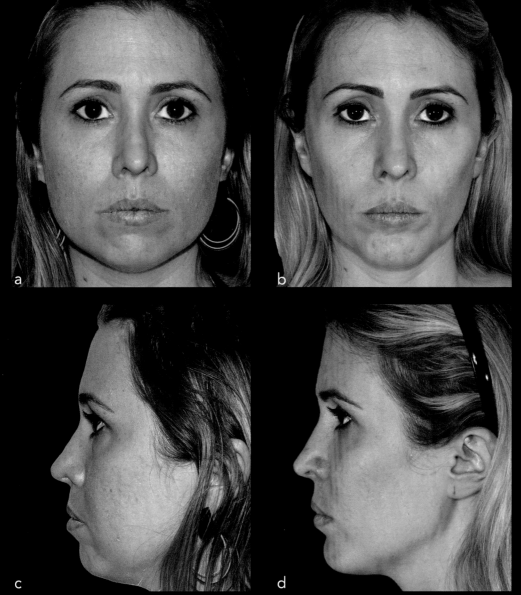

图4-17 **案例8：** （a、c）治疗前咬肌肥大。（b、d）咬肌注射和颏截骨前徒术后30天

案例8：咬肌肥大

　　一位32岁咬肌肥大的女性患者。注射剂量和注射部位与表4-6相同。在注射后，患者被转诊到口腔颌面外科进行了颏截骨前徒术（图4-17）。

结论：

　　尽管关于用肉毒毒素治疗磨牙症方面的著作不多，但2017年发表的一篇系统综述表明，注射肉毒毒素是治疗夜磨牙症的一种可行的治疗方法，可减轻其症状，减少咬肌收缩强度。磨牙症的治疗指征仍需要进行进一步的研究。

肉毒毒素在提下颌肌中的其他用途如下：

- 单侧咀嚼：只注射习惯侧咀嚼肌，患者会被动使用另一侧咀嚼。在肉毒毒素作用消失时，一些患者已经学会了双侧咀嚼，这样就没必要再注射了。

- 替牙期严重的咀嚼功能异常：在这种情况下，提下颌肌的静息张力增加，长度减少。理论上，这可能会使下面部变短，因此，肉毒毒素对此有预防作用。并且，替牙期患者没有必要使用丙烯酸夜护板。

虽然丙烯酸夜护板是一种流行的、成功的口内设备，可用于治疗磨牙症和其他功能紊乱的习惯，其治疗效果取决于患者的依从性，需每天使用。肉毒毒素的效果不取决于患者的依从性，昼夜均具有作用。对于替牙期有严重咀嚼功能异常的患者来说，最理想的治疗方法是在使用夜护板的同时注射提下颌肌中。

不对称笑

病例9：笑时口角及齿颊间隙不对称。

主诉： 一位30岁男性患者的美学缺陷。

现病史： 患者为时装模特，笑容不对称影响其美观。无疾病史、外伤史及手术史，平素体健。

体征和症状： 说话和微笑时口唇不对称（图4-18a、b）。

诊断： 微笑时，右侧提口角肌和颧大肌过度紧张或收缩。

面部特征： 面部不对称在直观上是缺乏美感的，可能会对观察者的判断产生不利影响。患者的右侧口角高于左侧，右侧齿颊间隙较左侧宽大，右侧鼻翼高于左侧，同时右侧鼻唇沟较左侧明显（图4-18b）。此患者需要进行综合性治疗。

治疗规划：

1. 使用肉毒毒素降低右侧口角水平。

2. 使用肉毒毒素减小右侧齿颊间隙的宽度。

3. 制作牙齿贴面（Paula Cardoso和Rafael Decurcio医生）。

4. 转诊至整形外科Marcio Rocha医生处，矫正招风耳。

治疗方案：

使用肉毒毒素的目的是使肌肉化学性去神经麻痹（表4-7）：

- 减少笑时提升右侧口角的提口角肌的作用。选择注射提口角肌而不是左侧降口角肌是因为右后上唇有露龈笑。

- 矫正右侧颧大肌的过度收缩，从而减轻或消除齿颊间隙不对称的情况。

图4-18c展示了第1次注射后的效果。

⚠️ **注意：** 治疗不对称的标准方法是两侧同时注射。为了避免注射导致进一步的不对称，不对称侧的剂量应多于对侧。但是，如果经验丰富的医生只想在不对称侧注射，则建议使用1～2U的小剂量进行注射（表4-7）。

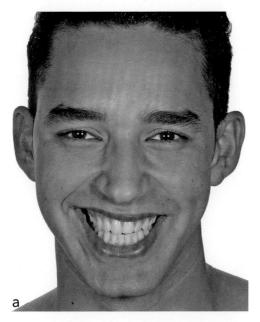
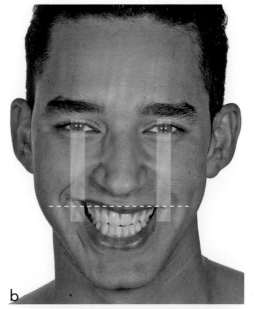

图4-18 案例9：（a）微笑时口唇不对称。（b）微笑时理想的齿颊间隙的位置应为两侧同虹膜宽度的矩形位置，此部位无牙齿暴露。如照片所示，患者右侧齿颊间隙比左侧宽，水平虚线显示右侧口角高于左侧，这两种情况都需要进行治疗。（c）第1次注射后效果。（a～c由Dudu Medeiros提供）

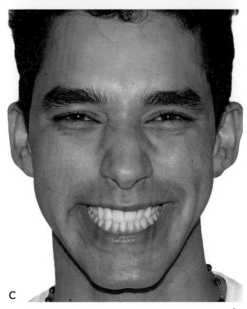

表4-7 案例9注射部位及剂量

肌肉组织	注射深度（mm）	注射点数	剂量/点（U）	总剂量（U）
第1次治疗				
提口角肌（右）	8	1	2	2
颧大肌（右）	3	1	2	2
第2次治疗				
提口角肌（右）	8	1	2	2
颧大肌（右）	3	1	2	2
降下唇肌（右）	4	1	2	2
降下唇肌（左）	4	1	2	2

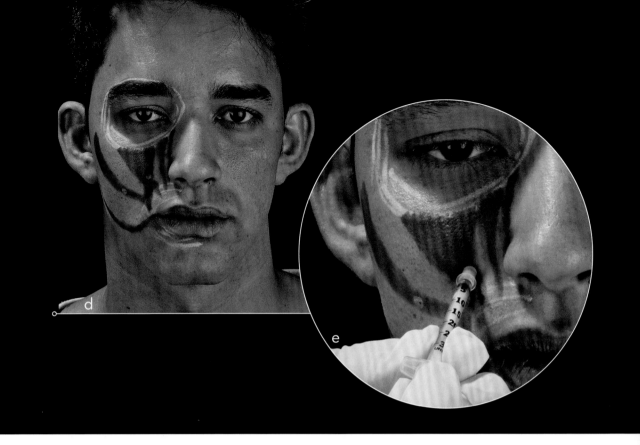

提示：

矫正口角的高低不对称有两种方法：一种是注射提上唇肌以降低口角，另一种是注射降口角肌以提升口角。医生应评估上颌前磨牙临床牙冠的暴露程度，以选择最佳的注射方法。如果在微笑时嘴唇覆盖部分临床牙冠，则应选择后一种方法（注射降口角肌），使第1前磨牙完全暴露，两侧口角在同一水平位置。

标记注射点： 通过触诊或面部表情并不能定位颧大肌和提口角肌。从颧骨前外侧至口角画一条线可以确定颧大肌的位置（图4-18d、e）。从口角垂直向上和向内至上颌尖牙窝画线可以确定提口角肌的位置（图4-18d）。

第2次治疗方案：

1. 使用肉毒毒素降低右侧口角水平。

2. 使用肉毒毒素减少右侧齿颊间隙宽度。

3. 使用肉毒毒素提升下唇水平。

图4-18f ~ h为第2次注射后的效果（表4-7）

第3次治疗方案：

1. 使用肉毒毒素降低右侧口角水平。

2. 使用肉毒毒素减少右侧齿颊间隙宽度。

3. 使用肉毒毒素提升下唇水平。

图4-18i、j显示了治疗的最终疗效。

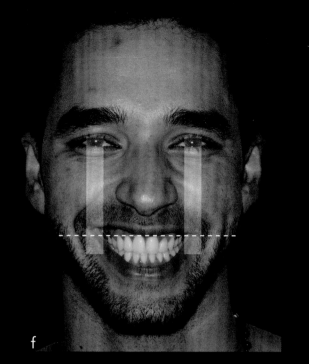
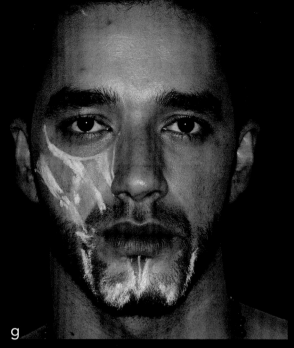

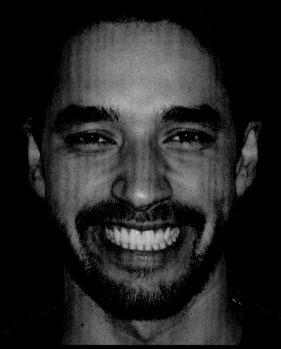

图4-18（续）　（d）于颧大肌（淡红色，较表浅）和提口角肌（暗红色，较深）标记线上标记注射点（白色）。（e）由于提口角肌层次较深，注射时应将8mm的针头完全没入以到达肌肉。相反地，颧大肌较表浅，针头只需没入3mm（d、e由Marcus ViniciusPerillo医生提供）。（f）注射12个月后，效果消失。（g）第2次治疗包括矫正下唇露龈笑（表4-7）。第1次治疗后行上颌前牙贴面，第2次治疗前行招风耳矫正术。（h）注射后30天微笑效果

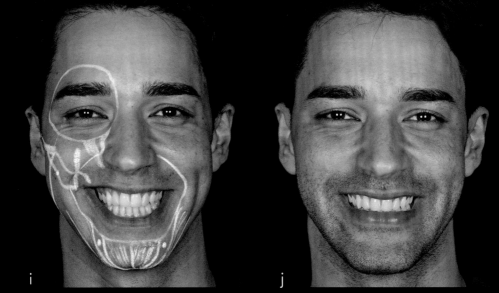

图4-18（续） （i）第2次注射后6个月肉毒毒素作用消失。第3次注射时肌肉标记。（j）第3次注射后30天，可观察到与未注射前有明显的区别（参见图a）。

讨论：

面部的美是模特生涯的基础，患者对于面部对称度的矫正效果非常满意。在第1次治疗后，患者的下唇露龈笑被发现，需要注射双侧降下唇肌来矫正。随后，该患者被转诊至整形外科医生Márcio Rocha处进行招风耳矫正术（见图4-18j）。

上面部的肉毒毒素注射是最容易实施的，中面部的肉毒毒素注射是相对较难的，而下面部的肉毒毒素注射是最难的。同样的，通过注射肉毒毒素矫正皱纹是很容易的，而纠正不对称则比较复杂，需要掌握更多的知识。此案例表明，这种技术虽然困难但是有效，3次注射就足以成功地纠正不对称。

这里证明的另一个问题是肉毒毒素所需的学习曲线。当第1次治疗时，患者的露龈笑未被发现而没有得到矫正。在第3次治疗中，注射剂量由第2次的1U调整为2U，进一步提高下唇水平，改善美学效果。

案例10：口角不对称

图4-19为1例37岁男性，笑时两侧口角不对称，但齿颊间隙对称，不需要像案例9一样注射颧大肌。右侧口角高于左侧，露出不美观的牙龈带。治疗上于右侧提口角肌和右侧降下唇肌内各注射2U，因为右侧下唇水平低于左侧。

结论

这些案例中描述的治疗方法也可作为面瘫和半面痉挛患者改善缺乏美感的面部特征综合疗法的其中一部分。

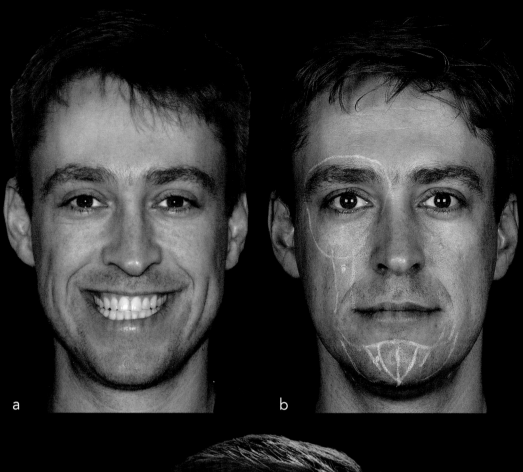

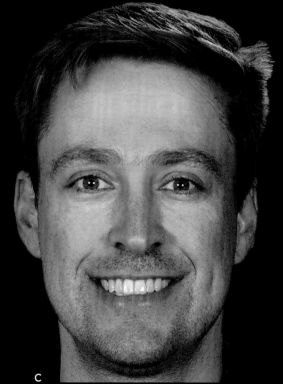

图4-19　**案例10：**（a）术前照片。（b）注射点。（c）最终效果

肌肉减少

案例11：静息时下唇不美观。

主诉： 一位42岁女性的美学缺陷。

现病史： 下红唇下方皮肤突出影响美观。

体征和症状： 当处于静息状态时，可见下唇的一小部分皮肤突出，并可以触诊到；而微笑时，皮肤突出反而消失了。

诊断： 患者在白天，尤其在紧张时，有紧闭口唇的习惯，这可能会导致口轮匝肌过度运动和肥大，在微笑时，口轮匝肌放松而使皮肤突起消失，可明确诊断。患者下唇皮肤突出的部位为口轮匝肌和降下唇肌肌纤维相融合的区域。在微笑时该部位的降下唇肌过度运动导致下颌前牙的过度显露。

除主诉外，患者上面部有皱纹，且降口角肌肥大。这两个问题也包括在治疗计划中。

面部特征： 唇外翻是唇美学的一个重要标准，因此，最基本的标准是红唇要比唇部皮肤更外翻。本患者下唇皮肤突出反而给人以红唇减少的不美观的感觉。随着年龄的增长，红唇因胶原蛋白的减少而萎缩；而与唇红相反，口周皮肤由于肌纤维的存在而保持不变。因此，患者下唇皮肤增多（与红唇相比），就会显老。

治疗规划：

1. 使用肉毒毒素减少口轮匝肌的体积。

2. 使用肉毒毒素放松颏肌。

3. 使用肉毒毒素放松降口角肌。

4. 使用肉毒毒素进行上面部年轻化治疗。

图4-20a ~ d：治疗前后唇部闭合和静息状态对比图。

治疗方案：

患者的口轮匝肌肥大导致下唇皮肤突起，注射肉毒毒素的目的是使口轮匝肌萎缩。注射部位为口轮匝肌与降下唇肌肌纤维相融合的区域，以减少降下唇肌的作用而提升下唇水平（图4-20e ~ g）。下唇在静息和微笑时均得到提升（图4-20h、i）。

同时需要注射笑时肥大突出的降口角肌和减少上面部皱纹。颏部皮肤轻度紧绷造成了"高尔夫球"样外观，说明颏肌过度紧张，需要进行注射。注射颏肌时一般建议每侧注射2点，但本患者的颏肌未见明显的过度紧张，每侧只需注射1点。

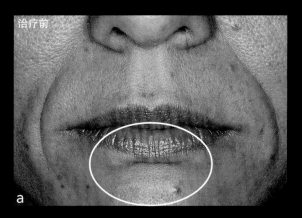

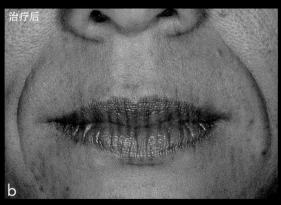

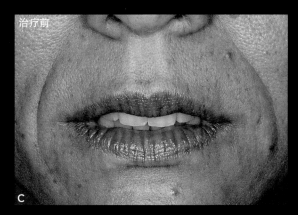

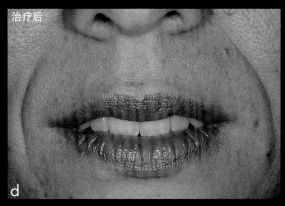

图4-20 （a）治疗前闭唇时正面观：两侧下唇皮肤突出。（b）注射15天后，下唇皮肤突出得到改善。（c）注射前唇部放松时正面观：下唇的上缘只触及上颌左中切牙的切缘。（d）注射后15天，下唇上缘可触及所有上颌前牙的

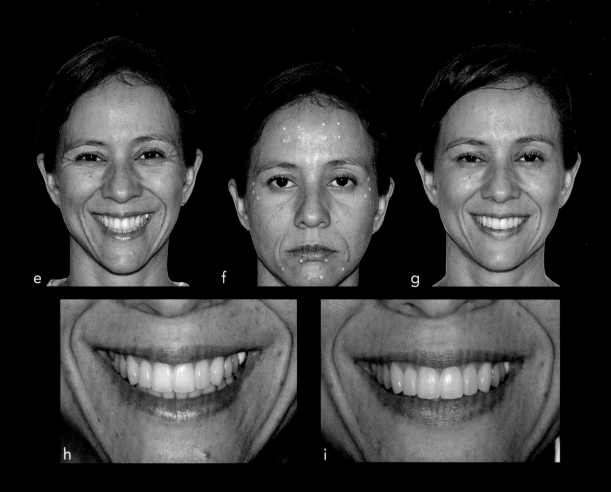

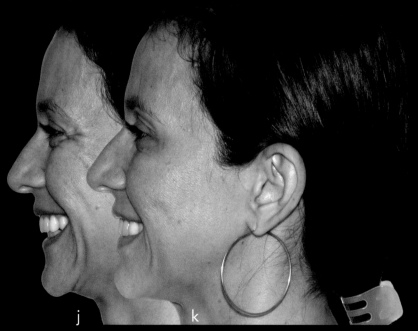

图4-20（续）　（e）治疗前微笑。（f）标记注射点。（g）治疗后15天微笑。（h、i）治疗前后对比。治疗前下唇上缘低于上颌前牙的切缘。治疗后下唇的位置提升至其上缘与上颌前牙的切缘曲线一致，使笑容更加和谐。（j、k）治疗前后侧面观对比。治疗前下唇外翻不明显，有口周皱纹。治疗后下唇外翻程度增加，口周皱纹减少

表4-8　案例11注射部位及剂量

肌肉组织	注射深度（mm）	注射点数	剂量/点（U）	总剂量（U）
额肌	3	8	2	16
眼轮匝肌（右）	3	3	2	6
眼轮匝肌（左）	3	3	2	6
降下唇肌和口轮匝肌（右）	3	1	1	1
降下唇肌和口轮匝肌（左）	3	1	1	1
降口角肌（右）	3	1	1	1
降口角肌（左）	3	1	1	1
颏肌（右）	8	1	2	2
颏肌（左）	8	1	2	2

表4-8列出了一侧治疗中的注射部位及剂量。

⚠️ **注意**：需告知患者注射口轮匝肌后，肉毒素素可能会暂时影响嘴唇闭合，引起轻微的不良反应，如吸吮困难。不良反应于注射后2周出现，持续约2周。如果患者同意治疗，建议使用小剂量（0.5～1U），只是作为预防性治疗。

> **提示：**
> 应用肉毒毒素注射口轮匝肌应在唇红填充治疗前进行。肉毒毒素可放松口周区域，增加唇红体积，并使之更易外翻。

标记注射点：注射点应为皮肤突出的部位。不要注射皮肤与红唇交界处，以免沟状线变平。不要注射口角轴附近，以免口角处唾液堆积。不要注射上唇正中附近，以免使看起来年轻的重要解剖结构——人中变平坦。

讨论：注射14天后，患者对疗效非常满意：皮肤突起减小，下唇的视觉比例增加，皱纹减少，让患者看起来更年轻（图4-20j、k）。

结论

注射口轮匝肌的适应证如下：

- 肌肉肥大影响红唇外翻。
- 因衰老上唇出现皱纹、有紧张时紧闭口唇的习惯而过早地产生唇纹，吸烟者用嘴唇叼烟而出现唇纹。

针对此患者，注射肉毒毒素治疗起效快且无创。

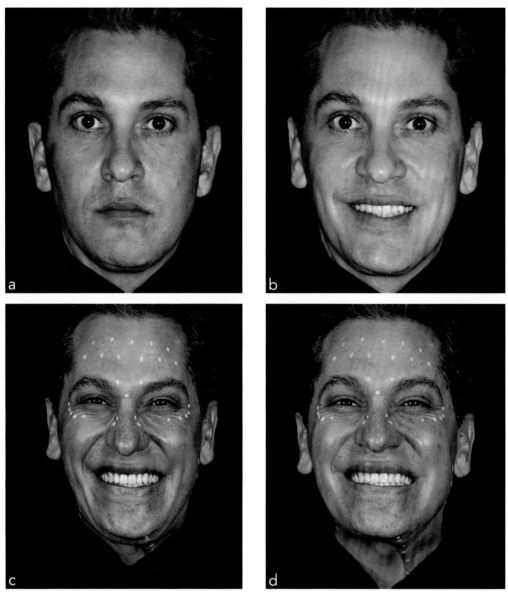

图4-21 **案例12**：（a、b）治疗前，嘴唇闭合时无不对称，但微笑时，左侧下唇可见轻微的不对称，下唇左侧侧切牙部分暴露，而未显露右侧尖牙。（c、d）标记注射点。自然微笑时（c）可观察到左前侧颈阔肌条索和下唇的轻度不对称。大笑时，不对称性更明显

颈阔肌肥大

案例12：唇部不对称，颈阔肌肥大。

主诉：一位44岁男性患者的美学缺陷。

现病史：微笑时下唇轻微不对称，颏部突起，影响剃须。

体征和症状：静息时，嘴唇是对称的，但微笑时，左侧下唇位置低于右侧，颈阔肌条索更明显。

表4-9　案例12 注射部位及剂量

肌肉组织	注射深度（mm）	注射点数	剂量/点（U）	总剂量（U）
额肌	3	11	2	22
眼轮匝肌（右）	3	4	2	8
眼轮匝肌（左）	3	4	2	8
降眉间肌	4	1	4	4
皱眉肌（左）	4	1	3	3
皱眉肌（右）	4	1	3	3
鼻肌	2	4	1	4
颈阔肌（左、前）	13	5	2	10
颈阔肌（右、前）	13	1	2	2

诊断：参与降下唇的主要肌肉是降下唇肌。但在本案例中，要求患者收缩颈阔肌时，一侧颈阔肌过度紧张而形成条索。颈阔肌条索与唇部不对称在同一侧，均在左侧。因此，诊断为颈阔肌过度紧张引起下唇不对称（图4-21a、b）。

面部特征：在外行人看来，唇不对称可能是某种疾病的征兆，因此需要进行矫正。

治疗规划：

1. 使用肉毒毒素减少颈阔肌的活动。

2. 使用肉毒毒素减少咬肌的活动。

3. 使用肉毒毒素减少鼻肌的活动。

4. 使用肉毒毒素减少上面部的皱纹。

图4-21c、d为注射点。

治疗方案：

注射肉毒毒素的目的是减少左前侧颈阔肌的过度收缩，并使下唇的不对称性最小化（表4-9）。

⚠ **注意**：应注意颈阔肌的层次，如果患者肥胖，皮肤与颈阔肌间的脂肪层可厚达6mm。注射时，13mm的注射针头应穿过皮肤和脂肪层，针头斜面才能刺入肌肉层以保证将药物注入肌肉（图4-22）。注射时避免压迫皮肤，导致注射层次过深。

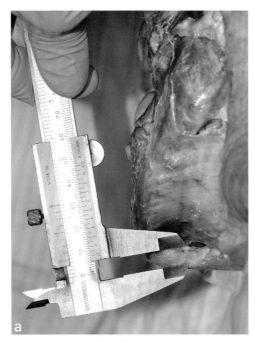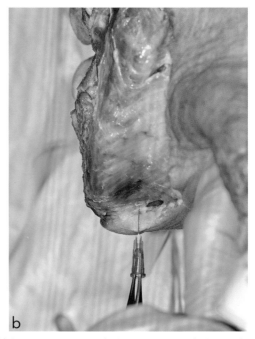

图4-22　新鲜尸体的前面观和后面观：可见颈部皮肤、颈阔肌和颏下脂肪。（a）颏下脂肪层厚度7.8mm。（b）用13mm针头模拟注射

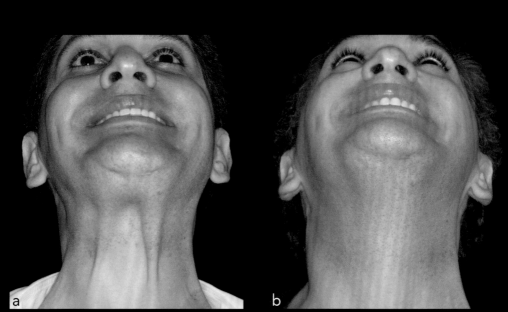

图4-23　（a、b）应用肉毒毒素对过度紧张的颈阔肌条索进行治疗的效果。治疗前，前侧颈阔肌肌束过度紧张导致颏下区域突出，左前侧颈部出现条索突起。治疗后，颏下区突出和颈前条索消失。（c、d）静息时治疗前后对比。可以看到下颌缘线的变化

肉毒毒素可用于治疗吞咽困难和发声困难，但注射在颈阔肌仍可能导致吞咽困难和声带改变。吞咽困难可以表现为吞咽唾液困难，严重时为吞咽食物困难。这些不良反应的发生是由于舌骨上肌群受到影响所致的。下颌舌骨肌和颏舌骨肌的作用是通过向上拉动舌骨牵动咽喉从而促进吞咽。发音困难的原因主要在由于注射过深，超过了环甲膜所致。

> 提示：
>
> 　　当在说话和/或微笑时出现颈阔肌紧张时，才推荐进行肉毒毒素注射。嘱患者收缩颈阔肌是标记注射点的标准做法，但不是是否需要注射肉毒毒素的诊断方法。

标记注射点： 在收缩时的颈阔肌条索上标记2～3个注射点（图4-21d）。

讨论： 抑制颈阔肌的过度收缩可提升下唇的位置。患者左侧注射剂量大所以左侧下唇提升较多。抑制颈阔肌条索的过度收缩可使颈部平整、轮廓清晰（图4-23）。患者反馈治疗后剃胡须变得容易。

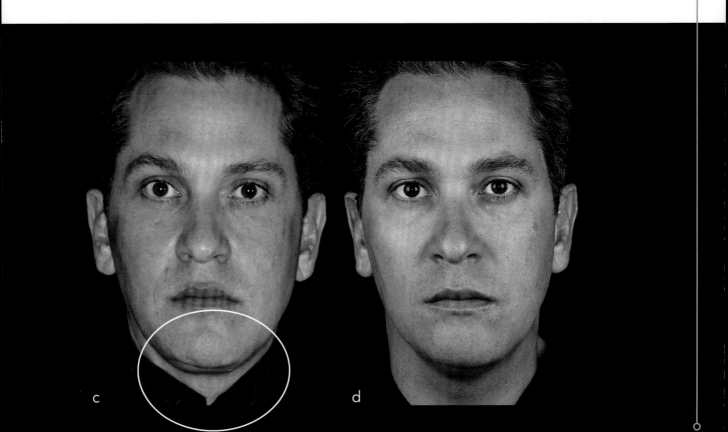

c　　　　　　　　　　　　　　　　d

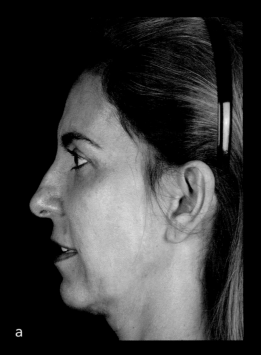

a

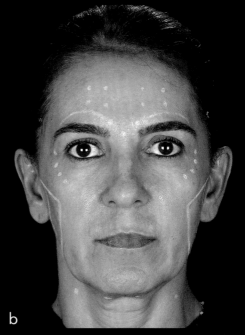

b

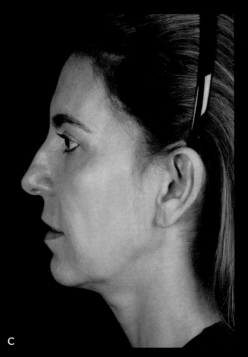

c

图4-24 **案例13：** （a）治疗前，在静息时颈阔肌条索仍过度紧张，下颌缘轮廓不清晰。（b）标记注射点。（c）注射15天后，下颌缘轮廓明显清晰。（d、e）微笑时侧面治疗前后的对比，除了下颌缘轮廓优化，下唇的位置也明显得到抬升

案例13：颈阔肌肥大

一位46岁的女性患者，被诊断为颈阔肌肥大。除了上面部注射除皱外，在每处颈阔肌肥大处只注射1点，每点注射3U（图4-24）。

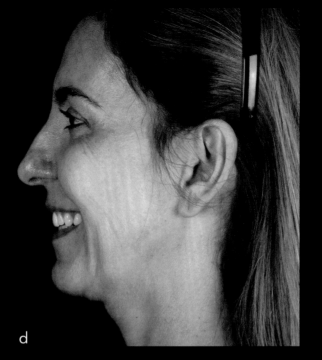

d

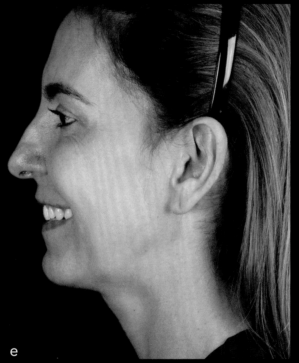

e

结论

颈阔肌注射的适应证如下：

* 当说话或微笑时，颈阔肌过度紧张。
* 即使在静息时，肌肉的张力也增加。
* 纠正双侧下唇轻度不对称。
* 轻微提升下唇。

　　预期的疗效是下颌和颈部轮廓更加清晰，下唇位置轻微抬高。

参考文献

[1] Carruthers J, Carruthers A. Complications of botulinum toxin type A. Facial Plast Surg Clin North Am 2007;15:51–54.

[2] Başar E, Arici C. Use of botulinum neurotoxin in ophthalmology. Turk J Ophthalmol 2016;46:282–290.

[3] Tsui JK. Botulinum toxin as a therapeutic agent. Pharmacol Ther 1996;72:13–24.

[4] Kaynak-Hekimhan P. Noncosmetic periocular therapeutic applications of botulinum toxin. Middle East Afr J Ophthalmol 2010;17:113–120.

[5] Monheit G, Carruthers A, Brandt F, Rand R. A randomized, double-blind, placebo-controlled study of botulinum toxin type A for the treatment of glabellar lines: Determination of optimal dose. Dermatol Surg 2007;33(special issue):S51–S59.

[6] Kane MA, Brandt F, Rohrich RJ, Narins RS, Monheit GD, Huber MB; Reloxin Investigational Group. Evaluation of variable-dose treatment with a new U.S. Botulinum Toxin Type A (Dysport) for correction of moderate to severe glabellar lines: Results from a phase III, randomized, double-blind, placebo controlled study. Plast Reconstr Surg 2009;124:1619–1629.

[7] Klein AW. Contraindications and complications with the use of botulinum toxin. Clin Dermatol 2004;22:66–75.

[8] Klein AW. Complications and adverse reactions with the use of botulinum toxin. Dis Mon 2002;48:336–356.

[9] Zagui RM, Matayoshi S, Moura FC. Efeitos adversos associados à aplicação de toxina botulínica na face: Revisão sistemática com meta-análise. Arq Bras Oftalmol 2008;71:894–901.

[10] Carruthers JA, Lowe NJ, Menter MA, et al; BOTOX Glabella Lines I Study Group. A multicenter, double-blind, randomized, placebo-controlled study of the efficacy and safety of botulinum toxin type A in the treatment of glabellar lines. J Am Acad Dermatol 2002;46:840–849.

[11] Dutton JJ. Botulinum-A toxin in the treatment of craniocervical muscle spasms: Short- and long-term, local and systemic effects. Surv Ophthalmol 1996;41:51–65.

[12] Klein AW. Complications and adverse reactions with the use of botulinum toxin. Semin Cutan Med Surg 2001;20:109–120.

[13] Wijemanne S, Vijayakumar D, Jankovic J. Apraclonidine in the treatment of ptosis. J Neurol Sci 2017;376:129–132.

[14] Ricci LH, Navajas SV, Carneiro PR, Söderberg SA, Ferraz CA. Ocular adverse effects after facial cosmetic procedures: A review of case reports. J Cosmet Dermatol 2015;14:145–151.

[15] Zheng L, Azar D. Angle-closure glaucoma following periorbital botulinum toxin injection. Clin Exp Ophthalmol 2014;42:690–693.

[16] Corridan P, Nightingale S, Mashoudi N, Williams AC. Acute angle-closure glaucoma following botulinum toxin injection for blepharospasm. Br J Ophthalmol 1990;74:309–310.

[17] Liu M, Lee HC, Hertle RW, Ho AC. Retinal detachment from inadvertent intraocular injection of botulinum toxin A. Am J Ophthalmol 2004;137:201–202.

[18] Coté TR, Mohan AK, Polder JA, Walton MK, Braun MM. Botulinum toxin type A injections: Adverse events reported to the US Food and Drug Administration in therapeutic and cosmetic cases. J Am Acad Dermatol 2005;53:407–415.

[19] Yamauchi PS. Selection and preference for botulinum toxins in the management of photoaging and facial lines: Patient and physician considerations. Patient Prefer Adherence 2010;4:345–354.

[20] Dutra MB, Ritter DE, Borgatto A, Derech CD, Rocha R. Influência da exposição gengival na estética do sorriso. Dental Press J Orthod 2011;16:111–118.

[21] Pires CV, Souza CGLG, Menezes SAF. Periodontal plastic procedures in patients with gummy smile: Case report [in Portuguese]. Revista Periodontia 2010;20:48–53.

[22] Seixas MR, Costa-Pinto RA, Araújo TM. Checklist dos aspectos estéticos a serem considerados no diagnóstico e tratamento do sorriso gengival. Dental Press J Orthod 2011;16:131–157.

[23] Oliveira MT, Molina GO, Molina RO. Sorriso gengival, quando a toxina botulínica pode ser utilizada. Revista Odontol Araçatuba 2011;32:58–61.

[24] Al-Fouzan AF, Mokeem LS, Al-Saqat RT, Alfalah MA, Alharbi MA, Al-Samary AE. Botulinum toxin for the treatment of gummy smile. J Contemp Dent Pract 2017;18:474–478.

[25] Martins BK. Respiração bucal: Uma abordagem multidisciplinar [thesis]. Florianópolis: Universidade Federal de Santa Catarina, 1999.

[26] Guerrer EJ. Respiração bucal: Suas causas e consequências. São Paulo: CEFAC, 2000.

[27] Rodrigues SFS. Respiração bucal: Implicações biológicas, fisiológicas e ortopédicas [master thesis]. Porto, Portugal: Universidade Fernando Pessoa, 2014.

[28] Freitas RS, Pessoa TJL, Tolazzi ARD, Postai G. Release of the nasal septum depressor muscle for treatment of gingivous smile [in Portuguese]. Rev Soc Bras Cir Craniomaxilofac 2006;9:1–5.

[29] Rabelo CC. Libertação do músculo depressor do septo nasal e sorriso gengival. O Jornal Dentistry 2014:26–28.

[30] Doncatto L, Schwantz PE. Volumetric analysis of facial proportions in male and female faces. Arquivos Catarinenses de Medicina 2012;41:53–56.

[31] De la Torre Canales G, Câmara-Souza MB, do Amaral CF, Garcia RC, Manfredini D. Is there enough evidence to use botulinum toxin injections for bruxism management? A systematic literature review. Clin Oral Investig 2017;21:727–734.

[32] Kato T, Thie NM, Montplaisir JY, Lavigne GJ. Bruxism and orofacial movements during sleep. Dent Clin North Am 2001;45:657–684.

[33] Tanaka EE, Arita, ES, Shibayama B. Occlusal stabilization appliance: Evaluation of its efficacy in the treatment of temporomandibular disorders. J Appl Oral Sci 2004;12:238–243.

[34] Fernandes Neto AJ, Barbosa GAS. Placas oclusais. Federal University of Uberlândia, Brazil, 2006.

[35] de Lima DG, Douglas de Oliveira DW, de Oliveira ES, Gonçalves PF, Flecha OD. Placas estabilizadoras em pacientes portadores de DTM: Relato de dois casos. Rev Bras Odontol 2016;73:261–264.

[36] Nagi R, Patil DJ, Sahu S, Jain S, Naidu GS. Botulinum toxin in the management of head and neck disorders. Oral Surg Oral Med Oral Pathol Oral Radiol 2017;23:419–428.

[37] Cooper L, Lui M, Nduka C. Botulinum toxin treatment for facial palsy: A systematic review. J Plast Reconstr Aesthet Surg 2017;70:833–841.

[38] Sahan A, Tamer F. Restoring facial symmetry through non-surgical cosmetic procedures after permanent facial paralysis: A case report. Acta Dermatovenerol Alp Pannonica Adriat 2017;26:41–42.

[39] Abramowicz M, Zuccotti G. Botulinum toxin (Botox®

cosmetic) for frown lines. Med Lett Drugs Therapeutics 2002;44:47–48.

[40] Larrosa F, Idígora A, Aguilar F, Riera L, Martí MJ, Valls J. Resultados de la aplicación de toxina botulínica en el tratamiento de la disfonía espasmódica. Acta Otorrinolaringol Esp 2002;53:27–31.

[41] Moguel-Ancheita S, Dixon-Olvera S, Martínez-Oropeza S, Orozco-Gómez LP. Botulinum toxin as a treatment for strabismus in systemic diseases [in Spanish]. Arch Soc Esp Oftalmol 2003;78:9–14.

[42] Persaud R, Garas G, Silva S, Stamatoglou C, Chatrath K, Patel K. An evidence-based review of botulinum toxin (Botox) applications in non-cosmetic head and neck conditions. JRSM Short Rep 2013;4:10.

[43] Chhetri DK, Jamal N. Percutaneous injection laryngoplasty. Laryngoscope 2014;124:742–745.

[44] Park KS, Lee CH, Lee JW. Use of a botulinum toxin A in dentistry and oral and maxillofacial surgery. J Dent Anesth Pain Med 2016;16:151–157.

[45] Awan KH. The therapeutic usage of botulinum toxin (Botox) in non-cosmetic head and neck conditions—An evidence based review. Saudi Pharm J 2017;25:18–24.